Christian Kolb

Nahrungsverweigerung bei Demenzkranken

PEG-Sonde – ja oder nein?

W0180020

Mabuse-Verlag
Frankfurt am Main

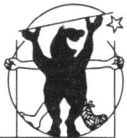

Bibliografische Information Der Deutschen Bibliothek

Die Deutsche Bibliothek verzeichnet diese Publikation in der Deutschen
Nationalbibliografie; detaillierte bibliografische Daten sind im Internet über
http://dnb.ddb.de abrufbar.

© 2003 Mabuse-Verlag GmbH
Kasseler Str. 1a
60486 Frankfurt am Main
Tel.: 0 69 / 97 07 40 71
Fax: 0 69 / 70 41 52
www.mabuse-verlag.de

Druck: Prisma Verlagsdruckerei, Frankfurt am Main
Umschlaggestaltung: Marianne Gräber, Frankfurt am Main
Umschlagfoto: Irmi Long, Frankfurt am Main
ISBN: 3-935964-21-8
Printed in Germany

Inhalt

Einleitung

Seit 1982 gibt es die Möglichkeit, bei Menschen, denen es nicht mehr möglich ist, ihren Nährstoffbedarf über den normalen Weg – den Mund – zu sich zu nehmen, eine PEG (Perkutane Endoskopische Gastrostomie) anzulegen. Die Einführung dieser Methode war für viele Patienten eine sehr gute Möglichkeit, relativ komplikationslos ausreichend Nahrung und Flüssigkeit zu sich zu nehmen. Die Indikation, d.h. der Grund zur Anwendung einer PEG, reicht von Krebserkrankungen über neurologische Störungen, z.B. bei einem Schlaganfall, bis hin zu der Diagnose Nahrungsverweigerung bei alten Menschen.

Mit diesem Buch soll versucht werden, eine Antwort auf die Frage „PEG ja oder nein?" zu geben. In der Praxis erlebt man häufig, dass Patienten ins Krankenhaus kommen, welche sich zwar offensichtlich noch nicht in einem Spätstadium der Demenzerkrankung befinden, aber trotzdem nicht genügend Nahrung zu sich nehmen können bzw. wollen. Es sollen Alternativen aufgezeigt werden, mit denen der Beginn einer künstlichen Ernährung verhindert bzw. hinausgezögert werden kann. Im fortgeschrittenen Stadium der Demenz kommt es in der Regel fast immer zu Problemen mit der Ernährung. Künstliche Ernährung kann in dieser Phase der Erkrankung zwar Leben verlängern, aber somit evtl. auch das Leiden.

In diesem Buch sollen keine ethischen und moralischen Grundregeln aufgestellt werden, welche eine endgültige Antwort zur Entscheidung über eine künstliche Ernährung geben. Vielmehr soll deutlich werden, dass die künstliche Ernährung in Bezug auf demenzkranke Menschen Vorteile, aber auch Nachteile hat. Angesprochen sind mit diesem Buch besonders Angehörige von Patienten, da sie oft die Entscheidung „PEG ja oder nein" treffen müssen. Häufig stehen gerade die Angehörigen in einem Dilemma von medizinischen, rechtlichen und ethischen Ansprüchen in einer angespannten emotionalen Situation. Aber auch professionell Pflegenden soll dieses Buch helfen, anhand von Fakten einen eigenen Standpunkt zu der Problematik zu entwickeln.

Was fürchtet ein Mensch, wenn er alt wird? Ist es die Angst vor dem Tod, oder ist es das Sterben? Die „Entwicklungspsychologie" von Oerter/Montada, das Standardwerk der Entwicklungspsychologie, versucht, im Kapitel „Tod im Alter" diese Frage zu beantworten:

> „In diesem Zusammenhang ist der Befund erwähnenswert, dass alte Menschen die Wünschbarkeit des eigenen Lebens bzw. des eigenen Todes an bestimmte Bedingungen knüpfen. Das ist lediglich so lange lebenswert, solange die eigene Nützlichkeit und Selbständigkeit in psychischer wie körperlicher Hinsicht gewährleistet sind. Treffen diese Bedingungen nicht mehr zu, so scheint dies alten Menschen eine Legitimation für den eigenen Tod zu geben. Unselbständigkeit und Nutzlosigkeit oder der soziale Tod werden mehr gefürchtet als der körperliche Tod".[1]

Dieser Aspekt wird leider zu wenig beachtet, wenn es um die schwerwiegende Entscheidung geht, ein Leben evtl. zu verlängern oder zu verkürzen. Man entscheidet sich im Normalfall für die lebensverlängernde Behandlung. Es wird aber kaum beachtet, ob sich der Patient vielleicht in einem Sterbeprozess befindet, der durch eine künstliche Ernährung evtl. unnötig hinausgezögert wird. Leider wird auch zu selten versucht zu ermitteln, wie sich der Patient selbst entschieden hätte, wäre er dazu noch in der Lage gewesen. Eine solche Entscheidung hat ethische und rechtliche Aspekte, welche im Folgenden zu erörtern sein werden.

Die Bedeutung des Essens für den Menschen

„Der Mensch ist, was er isst": Essen und Trinken sind eben nicht nur auf Sättigung gerichtet, sondern auf den ganzen Mensch in seinem Bedürfnis nach Befriedigung, nach Lust, „Sattheit" und Freude. Ein hungriger Mensch fühlt sich unwohl, unruhig und gestresst – sein ganzes Denken und Trachten ist schließlich nur noch auf Nahrungsbeschaffung ausgerichtet. Ein gesättigter Mensch fühlt sich zufrieden, wohl, wohlig. Essen hat Sicherheits- und Genusswert.[1]

Die Bedeutung des Essens für den Menschen ist nicht nur auf die reine Nahrungszufuhr beschränkt. Eine gesunde, ausgewogene Ernährung und ein intaktes Organsystem sind ein Teil der Faktoren, die unser Essverhalten be-

---

[1] *Oerter R.; Montada L.,* Entwicklungspsychologie, 1998, S. 1140
[1] vgl. *Juchli L.,* Pflege, 1994, S.231

einflussen. „Mit den Augen essen" weist auf den sinnlichen Aspekt des Essens hin. Die seelisch-geistigen Faktoren, d.h. unser Befinden, unsere Befindlichkeit, aber auch unsere Lebenseinstellung spiegelt sich in unserem Essverhalten wider. Ein glücklicher und zufriedener Mensch ist auch in der Lage, ein gutes Essen zu genießen. „Schlägt uns etwas auf den Magen", fällt es uns schwer, Freude und Lust beim Essen zu empfinden. Weitere Faktoren sind die sozialen Einflüsse, welche unser Essverhalten beeinflussen. Unsere Erziehung, Kultur, religiöse Werte, aber auch unsere Arbeitszeit bzw. unser Freizeitverhalten beeinflussen unsere Ernährung. Bereits im Elternhaus wird Essverhalten „anerzogen". Der Deutsche ernährt sich anders als der Italiener, aber auch der gestresste Manager isst anders als der Ökolandwirt. Unsere Umgebung beeinflusst ebenso unsere Ernährung. Mit Umgebung ist unsere Umwelt, unsere geografische Lage bzw. der Zustand der natürlichen Lebenswelt, in der wir leben, gemeint. Eine intakte Umwelt, reine Luft, gesunde Gewässer, umweltschonende Techniken ermöglichen es auch, eine gesunde und nicht krank machende Nahrung zu sich zu nehmen: So beeinflusst auch die Umwelt unser Wohlbefinden.[2]

Der gesunde Mensch ist – zwar bewusst oder unbewusst beeinflusst durch die oben erwähnten Faktoren – in der Lage, eigenverantwortlich und selbstständig zu bestimmen, wie viel und wann er Nahrung in welcher Art und Weise zu sich nimmt. Wie ist das aber bei einem alten, evtl. pflegebedürftigen Menschen? Was geschieht, wenn er aufgrund seiner Abhängigkeit seine Nahrungsgewohnheiten nicht mehr bestimmen kann? In einem Pflegeheim oder einer ähnlichen Einrichtung hat er normalerweise nur wenig Einfluss auf die Gestaltung des Speiseplanes. Je größer die Abhängigkeit, desto weniger werden seine Gewohnheiten noch berücksichtigt: Er kann sie ja meist auch nicht mehr klar äußern. Konkret bedeutet dies, er muss das essen, was ihm zu den vorgegebenen Zeiten vorgesetzt wird. Wenn er einmal keinen Appetit hat, muss er damit rechnen, dass so lange auf ihn eingeredet wird, bis die scheinbar erforderliche Menge verabreicht ist. Umgekehrt ist aber auch nicht möglich, einmal mehr zu essen, wenn er es möchte. Dies ist zwar eine Behauptung, welche sicherlich nicht auf alle Einrichtungen dieser

---

[2] vgl. *Juchli L.*, Pflege, 1994, S.231, Abb. 8.1: Einflussfaktoren auf Essen und Trinken

Art zutrifft, sie aber zu leugnen wäre zwecklos. Die Nahrungsaufnahme, welche vorher ein Erlebnis zur Befriedigung seiner Bedürfnisse unterschiedlichster Art darstellte, ist nun zu einem „unsinnlichen" Ereignis verkommen, welches nur noch einem Zweck dient: dem Zuführen von Nährstoffen.

Nahrungsbedarf bei alten Menschen

Benötigt ein alter Mensch genauso viel Nahrung wie ein junger Mensch, oder verändert sich der Nährstoffbedarf im Alter? Ältere Menschen benötigen rund 30% weniger Kalorien als jüngere. Gleichzeitig bleibt der Bedarf zum Beispiel an Eiweiß, Kalzium und anderen Mineralstoffen und Vitaminen unverändert. Dies bedeutet, dass der Bedarf an Kohlehydraten und Fetten im Alter um 35-40% sinkt.[1]

„Ein weiteres Problem in der Ernährung von Senioren ist die ausreichende Aufnahme von Vitaminen und Mineralstoffen mit der Nahrung. Die von der Deutschen Gesellschaft für Ernährung täglich empfohlenen 5 Portionen Obst und Gemüse sind für ältere Menschen kaum umsetzbar. Zahlreiche Studien mit Senioren zeigen, dass viele Vitamine und Mineralstoffe nur in unzureichenden Mengen in der täglichen Kost enthalten sind. Viele bevorzugen Kompotte, Pudding, Weißbrot und weich gekochtes Gemüse in ihrem Speiseplan, da es für sie leichter bekömmlich und essbar ist als Frischobst, Salat und Rohkost. Gerade die Vitamine wie ß-Carotin, Vitamin D, Vitamin C, Folsäure und verschiedene B-Vitamine, das für den Knochenaufbau wichtige Calcium und das für die Wundheilung entscheidende Zink kommen oftmals zu kurz."[2]

Für den alten Menschen ist also eine ausgewogene und gesunde Ernährung mindestens genauso wichtig wie für einen jungen Menschen.

---

[1] vgl. *Schäffler A, Menche N.,* Pflege Konkret/ Innere Medizin,1997, S. 126
[2] *Deutsches Institut für Ernährungsmedizin und Diätik,* [Mangelernährung, o.J.], Mangelernährung bei Senioren, 8. Februar. 2002

Ursachen der Mangelernährung in der Geriatrie:	Folgen von Mangelernährung:
• Appetitlosigkeit • Kau- und Schluckstörungen (schlecht sitzende Zahnprothesen) • Nebenwirkungen von Medikamenten • Krankheiten und Schmerzen • Depressionen, Demenz, Trauer • ungewohnte, unangenehme Umgebung • Alleinsein, Isolation • schlechte Mobilität • Hospitalisation • Alkoholismus • altersbedingte Veränderung im Verdauungstrakt • sozioökonomische Faktoren (Bildung, Einkommen, soziale Isolierung, Wohnsituation) • einseitige Kost	• allgemeine Schwäche und Gewichtsverlust • Muskelschwäche und -schwund • Wundheilungsstörungen • Gefahr der Entwicklung eines Dekubitus (Druckgeschwür) • Infektanfälligkeit • Hautveränderungen (auch im Mund) • Verwirrtheit, Demenz • reduzierter Allgemeinzustand • Beeinträchtigte Hormonfunktion

Abbildung 1: Mangelernährung

Der Bedarf an Flüssigkeit ist im Alter genauso hoch wie bei jüngeren Menschen. Ein Problem ist allerdings, dass alte Menschen Durst nicht mehr so stark empfinden und deshalb nicht mehr ausreichend trinken. Teilweise reduzieren Senioren die Trinkmenge, weil sie unter einer Harninkontinenz leiden und aus Angst davor, dass sie es nicht mehr auf die Toilette schaffen, lieber weniger trinken. Schwierigkeiten beim Getränkekauf oder Hilfsbedürftigkeit beim Trinken können weitere Gründe für eine reduzierte Trinkmenge sein. Daher sollte man auf eine tägliche Trinkmenge von mindestens

1,5-2 Liter achten. Ausnahmen sind bei bestimmten Herz- und Nierener-
krankungen zu machen.

Eine bedarfsgerechte Ernährung im Alter ist eine wichtige Voraussetzung, um körperlich gesund zu bleiben. Die Realität schaut leider anders
aus: Besonders allein stehende alte Menschen, welche sich nur einseitig ernähren, sind oft von Mangelernährung betroffen. Allerdings ist festzuhalten,
dass zu Hause lebende, gesunde und selbstständige Betagte weniger häufig
eine Mangelernährung aufweisen als alte Menschen in Pflegeheimen und
Akutkrankenhäusern.[3] Besonders zu beachten ist auch der erhöhte Medika-
mentenbedarf im Alter, welcher zur Entstehung von Ernährungsdefiziten
beitragen kann.

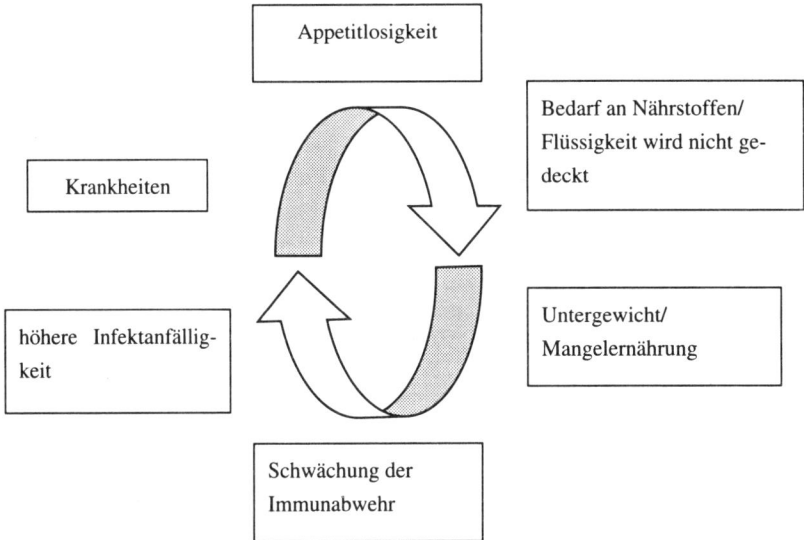

Abbildung 2: Kreislauf der Mangelernährung[4]

„Viele Medikamente haben unerwünschte Nebenwirkungen und können so die
Nahrungsaufnahme beeinträchtigen oder wirken direkt auf Resorption, Stoff-

---

[3] vgl. *Pütz C., Müller S-D*, Geriatrische Pflege, S. 827
[4] vgl. *Pütz C., Müller S-D*, Geriatrische Pflege, S. 827

wechsel und Ausscheidung von Nährstoffen. Die Bioverfügbarkeit von Nährstoffen kann verringert sein."[5]

Welcher „Teufelskreis" entstehen kann, wenn Senioren, bedingt durch einen oder mehrere Gründe, nicht mehr ausreichend Nahrung zu sich zu nehmen, wird in Abbildung 2 veranschaulicht. Unzureichende Ernährung im Alter ist nicht selten und damit auch Ursache für viele Erkrankungen, welche durch eine Ernährungsumstellung und Zusatznahrung weitgehend behoben werden könnten, eventuell sogar durch eine PEG. Trotzdem muss erwähnt werden, dass jeder Mensch anders ist und isst und dass er seine über Jahrzehnte gewonnenen Essgewohnheiten nicht von heute auf morgen umstellen kann.

Spezielle Ernährungsprobleme bei Alzheimerpatienten

Speziell bei der Alzheimer-Erkrankung, eine Form der Demenz, ist sehr häufig eine Unterernährung festzustellen. Diese ist nicht unbedingt durch eine verminderte Nahrungsaufnahme zu erklären, sondern auch durch körperliche Ursachen. Hierzu ein Auszug aus dem Deutschen Ärzteblatt.

„Bruno Vellas, Toulouse, berichtete über Probleme der Fehl- und Unterernährung bei Auftreten der Alzheimererkrankung. Dies ist ein vielfach vernachlässigtes Problem. Hinweis dafür ist die Tatsache, dass seine Forschungsgruppe bei 40 Prozent der Patienten mit leichter bis mittelschwerer Demenz vom Alzheimertyp Gewichtsverlust und Unterernährung festgestellt hat. Dieser Gewichtsverlust tritt auch ein, wenn der Kaloriengehalt in der Ernährung der Patienten im Vergleich zur Kontrollgruppe gleich oder sogar höher ist. Ein Gewichtsverlust von mehr als fünf Prozent pro Jahr wurde bei 35 Prozent der männlichen und 32 Prozent der weiblichen Demenzkranken festgestellt. Die entsprechenden Zahlen in der Kontrollgruppe betrugen jeweils 18 Prozent. Vellas wies darauf hin, dass Patienten mit Demenz vom Alzheimertyp einen höheren Energiebedarf haben. Er führt dies auf motorische Unruhe, ruheloses Umhergehen und auf Stress zurück. In der Literatur wird der damit einhergehende Gewichtsverlust auch mit metabolischen

---

[5] *Gesundheitsamt Bremen (Hrsg.)*, Ernährung und Alter – Seniorenernährung im Blickpunkt, 2001, S. 45

Störungen im Sinne eines Hypermetabolismus als Ausdruck einer systemischen Erkrankung erklärt."[1]

In diesem Bericht werden vor allem den Vitaminen C, E, B12, B6, Folsäure und ß-Karotin eine besondere Bedeutung in Bezug auf die kognitiven Fähigkeiten zugewiesen. Wenn nun der Betroffene an Gewicht verliert, muss man sich nicht gleich allzu große Sorgen machen, denn das kann eine ganz natürliche Folge der Krankheit sein. Dabei können die Patienten sogar ganz normal essen. Dennoch sollte abgeklärt werden, ob hierfür auch keine pathologischen Gründe vorliegen. (Näheres hierzu in dem Kapitel „Körperliche Ursachen".[2])

Eine gesunde und vitaminreiche Ernährung kann sich nicht nur positiv auf das körperliche Empfinden und auf die Stärkung des Immunsystems auswirken, sondern sie kann auch ein Fortschreiten der Erkrankung verzögern.

Am Anfang der Erkrankung liegt die Ursache für einen schlechten Ernährungszustand oft an dem Verlust der selbstständigen Tagesgestaltung:

> „Eine beginnende Demenz führt häufig zu einer Mangelernährung, da die Fähigkeiten, adäquat einzukaufen und zu kochen, abnehmen. Raffinierte Kohlenhydrate (Weißmehlbrötchen, Konfitüre, Biskuits, Zwieback, usw.), die dann oftmals über einen längeren Zeitraum die tägliche Kost dominieren, bilden so ein besonderes Risiko für eine Malnutrition."[3]

Im Endstadium der Demenzerkrankung gelten laut amerikanischen Studien zufolge andere Prinzipien der Ernährung. Da ihre physische und physiologische Aktivität sich stark verlangsamt hat, können Patienten mit fortgeschrittener Demenz Monate und sogar Jahre mit einem Minimum an Kalorienzufuhr überleben. Die meisten Patienten verlieren an Gewicht, sie erreichen aber einen Zustand, in dem keine weitere Gewichtsabnahme mehr stattfindet, und stabilisieren sich. Hier ist es wichtiger, das Wohlbefinden des Patienten dadurch zu steigern, dass man auf seine Bedürfnisse eingeht,

---

[1] *Werner, H-J.*, Geriatrie an der Schwelle zum nächsten Jahrtausend, S. A-993

[2] *Alzheimer Europe*, Handbuch der Betreuung und Pflege von Alzheimerpatienten, 1999, S. 25

[3] *Gesundheitsamt Bremen (Hrsg.)*, Ernährung und Alter, 2001, S. 50

anstatt dass man versucht, ihm Nährstoffe zuzuführen, welche sein Körper
nicht verwerten kann.[5]

> Wie sie mit dem Essen und Trinken umgehen:
> - Geben sie Hilfestellungen, ermutigen sie aber gleichzeitig zur Selbstständigkeit.
> - Lassen sie dem Kranken genug Zeit und machen sie die Mahlzeiten zu einem angenehmen Erlebnis.
> - Kümmern sie sich nicht zuviel um gute Manieren und Reinlichkeit.
>
> Wie sie Probleme beim Essen und Trinken vermeiden:
> - Passen sie die Einnahme der Mahlzeiten den Bedürfnissen des Kranken an.
> - Stellen sie sicher, dass der Patient 1,5 Liter (8 Tassen) Wasser pro Tag trinkt.
> - Im Falle von Appetitverlust sprechen sie mit dem Arzt.
> - Suchen sie mit dem Patienten einen Zahnarzt auf.

Abbildung 3: Allgemeine Regeln nach Alzheimer Europe[6]

Grundlegendes über die Demenz

Demenz ist eine degenerative Gehirnerkrankung. Dies bedeutet, dass
Nervengewebe im Gehirn langsam zugrunde geht. Rund 1,2 Millionen Menschen in der Bundesrepublik Deutschland leiden an dieser Erkrankung des
Gehirns, die ihre geistigen Fähigkeiten zunehmend einschränkt. Die Tendenz ist steigend. Nach verlässlichen Studien sind in Deutschland derzeit
800.000 bis 900.000 Menschen von einer mittelschweren bis schweren Demenz betroffen. Zählt man die Kranken im frühen Krankheitsstadium hinzu,
kommt man auf etwa 1,2 Millionen Kranke. Insgesamt leiden etwa 1,5% der

[5] *Lewis L.*, Should Patients with Advanced Dementia Be Tube Fed?, 3. Juli 2002
[6] *Alzheimer Europe (Hrsg.)*, Handbuch der Betreuung und Pflege von Alzheimer-Patienten, 1999, S. 24

Menschen in Deutschland an einer Demenz. Davon werden derzeit rund 60-70% aller Kranken zu Hause betreut, 30-40% in stationären Pflegeeinrichtungen versorgt.[1]

Etwa 50-60% aller Demenzkranken leiden an der Alzheimer-Krankheit, sie ist die häufigste Ursache für Demenz. Sie macht es den Betroffenen schwer, neue Erfahrungen aufzunehmen, Erinnerungen abzurufen, sich räumlich und zeitlich zu orientieren oder sich in der eigenen Umwelt selbstständig zurechtzufinden. Bei 10-20% der Kranken sind Durchblutungsstörungen die Ursache fortschreitender Veränderungen. Bei Multiinfarktdemenzen nimmt die Krankheit häufig einen eher schwankenden oder treppenförmigen Krankheitsverlauf und weist eine vielfältigere Symptomatik auf, während Alzheimer-Erkrankungen eher gleichmäßig, mit leichten Schüben und charakteristischen Symptomen verlaufen.

Die Zunahme der Demenzerkrankung lässt unschwer erkennen, dass wir vor einer umfassenden gesellschaftlichen Aufgabe stehen, die uns alle einmal ganz persönlich betreffen kann. Verständlich, dass in den Vereinigten Staaten deshalb jährlich mehrere Milliarden Dollar für die Forschung ausgegeben werden. In zehn Jahren, so ist zu hoffen, gibt es Medikamente, die den Verlauf der Alzheimer-Krankheit merklich verzögern können. Hierzu die ehemalige Bundesministerin für Familie, Senioren, Frauen und Jugend:

> „Therapeutisch wirksame Möglichkeiten befinden sich oft noch im Stadium von Entwicklung bzw. Erprobung. Viele hilfreiche Konzepte sind aus der Not der alltäglichen Praxis in den vergangenen Jahren entstanden und haben sich jeweils vor Ort bewährt. Die Vielfalt von Versorgungsformen und therapeutischen Interventionen zeugt vom Mut und vom Ideenreichtum der Altenhilfe und -pflege, aber auch von den Schwierigkeiten auf dem Weg zu einem empirisch fundierten Versorgungskonsens."[2]

Die Gründe für den Beginn der Erkrankung sind inzwischen gut erforscht. Es wird heute davon ausgegangen, dass es nicht die eine Ursache für die Alzheimer-Krankheit gibt. Wahrscheinlich gibt es viele Faktoren, deren Zusammenwirken eine Rolle spielt. Ausgeschlossen werden kann, dass die

---

[1] vgl. *Schwarz, G.*, Basiswissen Alzheimer Krankheit und Demenzerkrankung, 2001, 30. Januar 2002

[2] *Bergmann C.*, Qualitätsbeurteilung der institutionellen Versorgung und Betreuung dementiell Erkrankter, 2001, Vorwort

Erkrankung durch Ansteckung oder Infektion übertragen wird. Die Frage der Vererbbarkeit wird auf Grund neuerer Erkenntnisse oft falsch beurteilt. Obwohl die Ergebnisse der Genforschung aus vielerlei Gründen wichtig sind, bleibt doch festzuhalten, dass die Alzheimer-Krankheit keine Erbkrankheit im eigentlichen Sinn ist.

Durch die neuen zugelassenen Medikamente zur unmittelbaren Behandlung der Alzheimer-Krankheit kann in den ersten Jahren immerhin eine Linderung der Krankheitsauswirkungen erreicht werden, die einer Verzögerung des Krankheitsverlaufs um ein bis zwei Jahre entspricht. Ob damit der Krankheitsprozess als solcher hinausgeschoben wird oder im Wesentlichen die Auswirkungen der Erkrankung eine Zeit lang vermindert werden, kann noch nicht abschließend beurteilt werden. Immerhin konnte in groß angelegten Studien bereits gezeigt werden, dass einzelne Medikamente neben der Verbesserung von geistigen Leistungen auch auf Alltagsaktivitäten wie Essen, Ankleiden oder Waschen wirken können. Sie können den Wechsel in ein Pflegeheim um zirka ein Jahr hinauszögern. Klar ist in jedem Fall, dass alle diese Medikamente nur in der frühen und mittleren Krankheitsphase wirksam sind. In der fortgeschrittenen Phase der Erkrankung sind Medikamente zur Steigerung von Hirnleistungsaktivitäten wirkungslos. In dieser Phase kommt der Gestaltung des Umfeldes und dem Eingehen auf die Kranken die wichtigste Bedeutung zu.

Die Website „www.alzheimerforum.de" beschreibt, welche Schwierigkeiten im fortgeschrittenen Stadium auftreten können:

> „In der letzten Phase der Erkrankung wird auch die Bewegungsfähigkeit zunehmend eingeschränkt. Leichte Koordinationsprobleme, zum Beispiel beim Umgang mit Messer und Gabel oder beim Treppensteigen können bereits in früheren Krankheitsphasen auftreten. Diese Koordinationsprobleme nehmen zu und führen irgendwann auch zu Schwierigkeiten beim Gehen oder auch, sich längere Zeit aufrecht zu halten. Der Kranke sitzt oder liegt viel im Bett. Kontaktmöglichkeiten gibt es noch über die Stimme, Berührung und Blickkontakt. Über zunehmende Zeitspannen wirkt der Kranke abwesend oder nicht ansprechbar. Der gesamte Körper wird schwächer und dadurch anfällig gegen Infektionen, die dann schließlich die Sterbephase einleiten können. Manchmal zeigen Kranke selbst in dieser Phase noch für kurze Momente erstaunliche Reaktionen, eine passende Antwort auf eine Frage zum Beispiel, als ob über kurze Zeit noch wichtige Verbindungen im Gehirn hergestellt werden könnten.

Immer mehr Angehörige ringen sich in dieser Phase in gemeinsamer Entscheidung mit dem Arzt dazu durch, keine lebensverlängernden Maßnahmen, wie künstliche Ernährung einzusetzen. Nicht, um dem Leiden aus dem Weg zu gehen, sondern weil man glaubt, im Sinne des Kranken zu handeln, wenn der natürliche Fortgang der Erkrankung zugelassen wird. Eine Heilung oder Verbesserung ist ja nicht mehr möglich. Wenn Alzheimer-Kranke sterben, wird dies manchmal wie ein langsames Hinübergleiten in eine andere Welt wahrgenommen."[2]

Nahrungsverweigerung bei dementen Menschen

Essenreichen in der Pflege

In seiner Studie „Essenreichen in der Pflege" beschäftigt sich Borker mit der Bedeutung des Esseneingebens in der Pflege. Dies ist eines der wenigen Bücher, wenn nicht sogar das einzige, welche sich ausschließlich mit dieser Problematik beschäftigt. Nach gründlicher Recherche ist festzustellen, dass gerade zu diesem Thema leider noch sehr wenig Literatur für den Pflegemarkt vorhanden ist. Es scheint so, als hätte das „Esseneingeben" nur einen sehr geringen Stellenwert in der Pflegepraxis. Man beobachtet oft Auszubildende in der Krankenpflege, welche stolz sind, wenn sie ihre erste Spritze „verabreicht" haben, oder sehr viel Interesse beim Umgang mit technischen Geräten zeigen, wie etwa den Umgang mit Ernährungspumpen zum Verabreichen von Sondenkost. Das Esseneingeben wird dann eher als lästige Tätigkeit angesehen, die jeder kann und für die es keiner besonderen Ausbildung bedarf. Auch examinierte Pflegekräfte delegieren das „Füttern", wie es manchmal abwertend bezeichnet wird, an Schüler oder an Hilfskräfte. Scheinbar ist das Verabreichen von Sondennahrung pflegerisch wertvoller, als Nahrung über den Mund zuzuführen.[1]

---

[2] *Schwarz, G,* Basiswissen Alzheimer Krankheit und Demenzerkrankung, 2001, 30. Januar 2002

[1] vgl. *Borker S.,* Essenreichen in der Pflege, 1996, S. 129

Nahezu wöchentlich werden neueste Erkenntnisse über Nahrungsmittel, Vitamine, Nahrungsergänzungsmittel, Verbesserung von Magensonden usw. veröffentlicht. Kaum einer in der Wissenschaft, speziell in Deutschland, beschäftigt sich damit, wie man einem alten Menschen, der vielleicht nicht mehr lange zu leben hat, würdevoll und seinen Bedürfnissen entsprechend die Menge an Nahrung, die er noch braucht bzw. will, verabreicht.

Das Esseneingeben bei Demenzkranken im Endstadium stellt Pflegende vor ethische Konflikte. Sie sehen es als belastend an, jemandem unter Zwang Essen einzugeben, auf der anderen Seite löst es aber auch Schuldgefühle aus, wenn sie dem Dementen keine Nahrung verabreichen. Sie befinden sich immer in einer ausweglosen Situation („double-bind-Situation").[2] Durch das „unpersönliche" Verabreichen von Sondennahrung mit einer PEG kann man diesem Konflikt aus dem Weg gehen. Dies kommt aber eher einer Verdrängung gleich. Die Grundproblematik bleibt – bewusst oder unbewusst – weiterhin vorhanden.

Körperliche Ursachen

Die „Kunst", die Ursachen für eine Nahrungsverweigerung zu ergründen, ist zunächst die Beantwortung der Frage: Kann oder will der Patient nicht essen? Dies hört sich zwar sehr einfach an, ist es aber nicht. Je weniger man mit dem Dementen noch kommunizieren kann, um so genauer muss man ihn beobachten und einfühlsam sein Problem ergründen.

Zunächst können körperliche Ursachen der Grund für Nahrungsverweigerung sein. Möglicherweise liegt es daran, dass dem Patienten das Essen einfach nicht schmeckt und daraufhin sein ablehnendes Verhalten als Nahrungsverweigerung gedeutet wird. Dies spielt natürlich eine große Rolle, wenn die Betreuten im Heim oder in einem Krankenhaus versorgt sind, da hier durch das eingeschränkte Essensangebot nicht immer die Möglichkeit besteht, auf jeden Essenswunsch einzugehen. Gerade dann ist man auf die

---

[2] vgl. *Norberg A., Hirschfeld M.,* Ethische Entscheidungen im Zusammenhang mit der Ernährung schwer dementer Patienten, 1995, S. 5-13

Hilfe der Angehörigen angewiesen, welche dann zu Hause die Speisen zubereiten und diese mitbringen.

Außerdem spielt die Geschmacksempfindlichkeit eine große Rolle bei Essstörungen. Jeder gesunde Mensch kann bestätigen: Wenn das Essen schmeckt, isst man gerne und viel. Wie ist das aber im Alter? Untersuchungen ergaben, dass sich in einem Lebensalter von 75 Jahren die Geschmacksknospen um 65% reduziert haben.[1] Somit wird das Essen nicht mehr als so „schmackhaft" empfunden wie bei einem jüngeren Menschen. Hierbei spielen auch Zahnprothesen eine große Rolle, denn Träger von Zahnprothesen müssen oft Einbußen in der Geschmacksempfindlichkeit hinnehmen, wobei Vollprothesenträger stärker betroffen sind als diejenigen mit Halbprothesen.[2] Daneben treten andere Probleme bei Gebissträgern auf:

> „Die im Alter herabgesetzte Kaufähigkeit ist im wesentlichen durch Gebissschäden und Prothesen bedingt. Geäußerte Klagen wie, das Brot oder das Fleisch sei zu hart, oder die Speisen seien zu schlecht gewürzt, legen die Überlegung nahe, dass altersbedingte Veränderungen des Geschmacksinnes, sowie gebissbedingte Einschränkungen, Empfindlichkeiten und Probleme beim Essen hervorrufen."[3]

Krankhafte Störungen im Mund/Rachenraum sind sehr häufig die Ursache für Probleme bei der Nahrungsaufnahme. Als Beispiele sind hier zu nennen: Entzündungen der Mundschleimhaut oder des Halses, Verletzungen der Zunge, eine schlecht angepasste Zahnprothese oder die scharfe Kante eines beschädigten Zahnes. Ebenso können auch krankhafte Störungen im Magen-Darm-Trakt oder auch Verlegungen der Verdauungswege, zum Beispiel durch Tumoren, das Essverhalten negativ beeinflussen. Übelkeit und Erbrechen sind eine weitere Ursache für Essstörungen. Häufige Auslöser sind dabei vor allem die Nebenwirkungen von Medikamenten. Viele Medikamente können Übelkeit sowie „Unwohlsein" verursachen.

Der Schluckvorgang selbst, welcher für den Gesunden bzw. Jungen ganz selbstverständlich abläuft, kann im Alter langsamer vonstatten gehen. Bei über 80-jährigen ist eine Reduzierung der Peristaltik des Schlund-Rachenbereiches und ein leicht verzögertes Eintreten des Schluckreflexes

---

[1] vgl. *Corr D. M., Corr C. A*, Gerontologische Pflege 1992, S. 61-63
[2] *Corr D. M ., Corr C. A.*, Gerontologische Pflege 1992, S. 116
[3] *Knobling* C., Konfliktsituationen im Altenheim 1985, S. 152

festzustellen.[4] Dies gilt natürlich besonders für Demenzpatienten, welche bedingt durch den degenerativen Abbau des Nervengewebes im Gehirn ganz besonders unter solchen neurologischen Störungen leiden können. Schluckstörungen im Endstadium der Erkrankung sind fast immer zu erwarten. Aber auch hier können Nebenwirkungen von Medikamenten wieder eine Rolle spielen. Besonders Psychopharmaka, welche bei der Behandlung von Dementen sehr häufig eingesetzt werden, verursachen Schluckstörungen.

Eine Folge des Gehirnabbaus ist auch, dass Alzheimerpatienten während den Mahlzeiten vergessen, dass sie essen. Selbst wenn sie einen Bissen im Mund haben, denken sie nicht mehr daran, diesen hinunter zu schlucken. Dies führt dann häufig dazu, dass die Nahrung in die Luftröhre und somit evtl. sogar in die Lunge kommt. Die Folge ist eine so genannte Aspirationspneumonie.

Körperliche Ursachen können auch Schmerzzustände sein, besonders chronische Schmerzen, welche bedingt durch die evtl. fehlende Kommunikationsfähigkeit nicht erkannt werden. Hier liegt es an der Erfahrung der Pflegenden, solche Schmerzen anhand von nonverbalen Äußerungen zu erkennen. Ein Problem, welches evtl. in Verbindung mit Medikamenten auftaucht, ist die Müdigkeit. Häufig sind Patienten zu schwach, um sich wach zu halten. Hierzu ein Beispiel aus der Praxis:

> Frau P., 80 Jahre alt, bekommt wegen ihrer Zuckerkrankheit Insulin; seit 3 Monaten ist ihr Stoffwechsel entgleist. Sie ist nicht gut auf den Beinen, und der Gang zur Toilette vor den Mahlzeiten ist für sie stets eine Qual. Kommt dann die warme Mahlzeit, sackt sie todmüde im Stuhl zusammen. Ein großer Teil der Nahrung wird nicht gegessen.[5]

Daneben existieren weitere körperlich bedingte Essstörungen, diese sind aber für Alzheimerpatienten weniger relevant.

---

[4] vgl. *Brunen M. H., Herold E. E.*, Ambulante Pflege 1995, S. 231-232
[5] *Deutekom E.*, Ernährung als Pflegeproblem 1989, S. 801

Mögliche Problemlösungen für körperliche Ursachen

Essen schmeckt nicht

Wenn ein Demenzkranker in ein Pflegeheim oder ähnliche Einrichtungen kommt, ist es wichtig zu erfahren, was er gern gegessen hat bzw. gerne isst. Wie hat er sein Essen gewürzt? Mag er manche Speisen überhaupt nicht? Hat er gern zum Essen etwas dazu getrunken, z.b. Bier oder Rotwein? Was ist sein Lieblingsgericht? Man erlebt es in Heimen oder in anderen stationären Einrichtungen oft, dass Patienten, wenn ihre Zähne nicht mehr optimal bzw. nicht mehr vorhanden sind, automatisch Breikost bekommen. Sie haben sich vorher wahrscheinlich nie in ihrem Leben ausschließlich von Pudding, Haferschleim und Kartoffelbrei ernährt. Im Volksmund sagt man: „Der Hunger treibt's schon rein", und bis zu einem gewissen Maß ist dies sicherlich möglich. Wie dies allerdings mit „ganzheitlicher" Pflege zu vereinbaren ist, welche in nahezu jeder Einrichtung proklamiert wird, sei dahingestellt. Es ist also sehr wichtig, die früheren Essgewohnheiten zu ermitteln, um dann individuell auf den Patienten eingehen zu können. Allerdings muss auch erwähnt werden, dass im fortgeschrittenen Stadium der Erkrankung eine Umstellung auf halbflüssige Kost aufgrund der Schluckstörungen unumgänglich ist.

Was den Alkohol betrifft, so sind zwei Glas Wein oder Bier zu erlauben (auch alkoholfreies Bier anbieten). Im fortgeschrittenen Stadium der Demenz darf man den Patienten nicht allein Alkohol trinken lassen. Die Medikamentenverträglichkeit ist mit dem Arzt abzuklären.[1]

Krankhafte Störungen im Mund und Magen-Darm-Trakt

Probleme mit den Zähnen können natürlich am besten von einem Zahnarzt gelöst werden. Normalerweise kommt der Zahnarzt auch nach Hause bzw. ins Heim, um den Zahnstatus zu begutachten und evtl. zu behandeln. Sollte er bestimmte Instrumentarien brauchen, so gibt es auch die Möglichkeit, den Patienten mit einem Krankentransport und einer Begleitperson zu einem

---

[1] vgl. *Grond E.,* Pflege Demenzkranker 1998, S. 111

Zahnarzt bringen zu lassen. Die Kosten für die Behandlung werden im Normalfall von der Krankenkasse bzw. vom Sozialamt übernommen.

Schmerzen in der Mundhöhle, welche nicht durch Beschwerden mit den Zähnen verursacht werden, können nur mit einer optimalen Mundpflege beseitigt werden. Dazu zählt selbstverständlich das Zähneputzen, Spülungen mit Kamillentee, Salbeitee oder speziellen Mundspüllösungen, um Entzündungen und Pilzbefall im Mund zu behandeln. Vorbeugend kann Dörrobst und trockenes Brot gegeben werden, um die Kautätigkeit anzuregen. So werden Entzündungen im Mund erst gar nicht entstehen. Trockenen Mund und Mundgeruch kann man durch regelmäßiges Spülen des Mundraumes, Trinken von säuerlichen Getränken, Beißen in frische Früchte oder durch Lutschen von Eis verhindern. Es gibt viele Möglichkeiten, um Mundpflege bei Pflegebedürftigen durchzuführen; die hier vorgestellten Maßnahmen sind aber mit Mitteln, welche man sich auch zu Hause einfach besorgen kann, leicht durchzuführen.

Wenn der Verdacht besteht, dass eine Erkrankung im Magen-Darm-Trakt vorliegt, ist es natürlich Aufgabe des Arztes, herauszufinden, ob dies so ist. Ein häufiges Symptom ist die Übelkeit. In der Regel entsteht sie durch Drucksteigerung im Magen, im Zwölffingerdarm und in der Speiseröhre. Die Ursachen können sehr vielfältig sein. Übermäßige Nahrungs- und Flüssigkeitszufuhr ist eine Möglichkeit, behebt sich aber nach kurzer Zeit von selbst. Dann gibt es eine Reihe von pathologischen Gründen, angefangen von einer Gastritis bis hin zu Krebserkrankungen. Nebenwirkungen von Medikamenten können ebenso Übelkeit hervorrufen wie seelische Ursachen, welche im nachfolgenden Kapitel zu behandeln sind.

Neben der Übelkeit ist die Reflux-Erkrankung häufig die Ursache von Magenproblemen. Sie entsteht durch das Zurückfließen von „Magensaft" in die Speiseröhre und erzeugt dadurch eine Entzündung. Das so genannte Sodbrennen ist eine Folge davon. Sie kann mit Medikamenten und bestimmten Verhaltensmaßnahmen gut behandelt werden.

Schluckstörungen

Zum Thema Schluckstörungen bzw. Kau- und Schlucktraining gibt es sehr gute Fachliteratur. Aufgrund der Fülle an Informationen zu diesem Thema seien im Folgenden nur die wichtigsten Punkte zusammengefasst. In der Regel sollte eine Logopädin/ein Logopäde oder ein Therapeut mit Ausbildung im Neurophysiologischen Aufbau (NEPA) oder F.O.T.T. sich die aktuell mögliche Mundmotorik und den Schluckakt ansehen.

Künstliche Ernährung über eine PEG-Sonde kann bei Schluckstörungen eine gute Möglichkeit sein, die daraus resultierende Mangelernährung zu beheben und den Allgemeinzustand zu verbessern. Fairerweise muss auch erwähnt werden, dass die Effektivität von Schluck- und Esstrainingsmethoden überaus kontrovers diskutiert wird.[2] Die hier vorgestellten Maßnahmen können bestenfalls einen Erhalt der Kau- und Schluckfähigkeiten bei Dementen erreichen.

Die Therapie von Schluckstörungen ruht auf vier Säulen:
* Therapie der Grunderkrankung
* krankengymnastische und logopädische Therapie
* Modifikation der Nahrung
* Sondenernährung

Woran kann man Schluckstörungen erkennen:
* häufiges Husten, Räuspern und Würgen während dem Essen
* häufiges Verschlucken
* Nahrungsreste verbleiben im Mundraum
* gurgelnde Geräusche beim Schlucken
* Nahrung/Speichel läuft aus dem Mund
* belegte, raue, heisere Stimme
* Appetitlosigkeit, Nahrungsverweigerung und Gewichtsabnahme

Wenn Schluckstörungen auftreten, gibt es eine Reihe von Möglichkeiten, um den Schluckvorgang zu unterstützen bzw. zu vereinfachen. Ganz wichtig ist die Sitzposition des Pflegebedürftigen. Ideal ist es, wenn er auf einem Stuhl am Tisch sitzen kann. Ist dies aber nicht möglich, weil er nicht aus

---

[2] vgl. *Kolb G*, Dysphagie und Mangelernährung im Alter, 2001, S. 70

dem Bett kann, so sollte man dafür sorgen, dass der Patient aufrecht sitzt, d.h. das Kopfteil des Bettes ist bis 90° hochgestellt. Selbst wenn manchmal behauptet wird, dass man mit einem Trinkbecher, Schnabelbecher oder einer Schnabeltasse, die es im Sanitätshandel gibt, Getränke im Liegen eingeben kann, so ist dies falsch. Dies gilt natürlich auch für Kranke ohne Schluckstörung.

„Je besser die Position des Patienten beim Essen ist, um so größer ist die Bereitschaft zu essen, selber zu essen und/oder das Essenkönnen wieder einzuüben."[3]

Durch das Sitzen an einem Tisch wird ihm auch gleichzeitig signalisiert: Es ist „Essenszeit". Normalerweise kann man davon ausgehen, dass der Patient vor seiner Erkrankung die Mahlzeiten am Tisch und nicht im Bett eingenommen hat. Sitzt der Patient gerade, gibt es verschiedene Handgriffe, um den Kau-/Schluckvorgang zu unterstützen.

- Die Mundöffnung des Patienten wird dadurch unterstützt, indem das Kinn ohne Gewalt leicht nach unten gedrückt wird.
- Ausstreichen des Kiefergelenks, damit sich der Mund des Patienten öffnet.
- Ausstreichen des Zungenbodens, damit das Schlucken unterstützt wird.
- Über den Kehlkopf streichen löst einen Schluckreflex aus.
- Den Kopf aufrecht und gerade halten, damit der Schluckvorgang problemlos passieren kann.
- Der Pflegende nimmt seinen Daumen, drückt ihn leicht auf den Unterkiefer und stützt diesen mit dem Zeigefinger von unten ab.

Werden Flüssigkeiten mit dem Löffel angeboten, wird dieser zu drei Vierteln gefüllt an die Unterlippe gehalten, und unter leichter Drehung lässt der Pflegende das Getränk in die Wangentasche einfließen. Der Patient verschluckt sich auf diese Weise weniger.[4]

Dem Patienten mit Trinkschwierigkeiten kann Flüssigkeit mithilfe einer Spritze, welche man zwischen den Lippen in den Mund einführt, zugeführt werden. Der Pflegende legt dazu seine Hand um den Unterkiefer des Patienten und hebt diesen an. Dadurch bewegt sich die Zunge des Patienten nach

[3] *Juchli L.*, Pflege, 1994, S. 252
[4] vgl. *Juchli L.*, Pflege, 1994, S. 253

hinten und ist somit in Schluckbereitschaft. Mit der Spritze gibt der Pflegende jetzt die Flüssigkeit langsam ein.[5] Bei Passivität des Patienten kann man auch das vordere Drittel der Zunge mit einem Löffel leicht nach unten drücken, um einen Schluckreflex auszulösen. Bei geschlossenem Mund berührt man mit dem Löffel den Mund, um den Patienten zum Öffnen zu motivieren. Ist er geöffnet, reicht häufig ein Berühren des Gaumens oder der Zunge für eine stimulierende Wirkung auf den Schluckreflex aus.

Wichtig ist auch hier, dass die Kost angepasst wird. Man sollte angedickte oder breiartige Speisen und Getränke verwenden. Speisen und Flüssigkeiten sind mit speziellen diätetischen Dickungsmitteln anzudicken. In Apotheken erhältliche Produkte haben im Vergleich zu herkömmlichen den Vorteil, dass sie bei längeren Standzeiten nicht nachdicken.[6]

Generell muss aber erwähnt werden, dass die Gefahr des Verschluckens sehr groß ist. Deshalb ist es wichtig, dass eine erfahrene Pflegekraft diese Maßnahmen durchführt. Laien sollten sich vorher mit einer erfahrenen Pflegekraft bzw. einem Arzt absprechen, um evtl. auftretende Komplikationen zu vermeiden.

Nebenwirkungen von Medikamenten, die Schluckstörungen auslösen können, bedürfen der Absprache mit einem Arzt. Dieser kann beurteilen, ob Medikamente reduziert, ersetzt oder weggelassen werden können.

Sonstige Ursachen

Wenn offensichtlich ist, dass der Patient Schmerzen hat, so kann der Arzt eine Schmerztherapie ansetzen oder die Ursache für die Schmerzen behandeln. Jeder Patient hat das Recht auf Schmerzfreiheit. Aber auch von pflegerischer Seite gibt es eine Reihe von Möglichkeiten, den Patienten das Ertragen der Schmerzen zu erleichtern. Sei es durch Kinästhetik, Entspannung, Ablenkung oder evtl. sogar Akupunktur, um nur einige Möglichkeiten zu nennen.

---

[5] vgl. *Roper N.; Logan W. W.; Tierney, A. J.*, Die Elemente der Krankenpflege, 1993, S. 347

[6] vgl. *Pütz C.; Müller S-D*, Geriatrische Pflege, S. 830

Wenn der Patient zu müde zum Essen ist, müssen auch hierfür die Gründe erforscht werden. Wenn es keine pathologische Ursache gibt, liegt es vielleicht am gestörten Tag-Nacht-Rhythmus des Patienten. Das heißt, er ist nachts aktiv und somit tagsüber zu müde zum Essen. In diesem Fall sollte man den Dementen wieder auf einen geregelten Tag-Nacht-Rhythmus einstellen, sodass er nachts wieder schlafen kann und tagsüber wach ist.

„Ist eine ausreichende Ernährung durch normale Mahlzeiten nicht möglich, sollte eine ergänzende Ernährung mit Trink- und Zusatznahrung durchgeführt werden. Mittlerweile stehen eine Vielzahl von bedarfdeckenden bilanzierten Nahrungen zur Verfügung, die je nach Krankheitsbild oder zusätzlichem Nährstoffbedarf eingesetzt werden können. So kann beispielsweise mit einer Portion (200 Milliliter) einer eiweißreichen Trinknahrung 20 Gramm leicht verdauliches Eiweiß zugeführt werden. Hinzu kommen Vitamine und Mineralstoffe, die einem herkömmlichen Pudding oder Milchshake fehlen. Diese Nahrungen sind in jeder Apotheke erhältlich. Der Arzt kann sie verordnen."[7]

Die Qualität der Nahrung kann mit einer Reihe von Nahrungsergänzungsmitteln – es gibt sie von verschiedenen Herstellern – verbessert werden. Sie werden entweder in Form von Trinknahrung direkt gegeben oder als geschmackloses Pulver dem Essen beigemengt.

Aber auch mit anderen Lebensmitteln kann man kalorienreiche und gesunde Getränke herstellen. Hierzu ein Beispiel:

Meine Mutter wiegt inzwischen nur noch 43 kg. Sie hat aber aufgrund einer Krebserkrankung vor fünf Jahren eine schwere Magen-OP gehabt. Ich habe immer angenommen, dass die Gewichtsabnahme darauf beruht. Kann ja auch sein. Manchmal sagt sie aber auch, sie isst nichts, weil sie nicht mehr leben möchte, und sie isst sowieso nur, wenn ihr jemand alles hinstellt und Gesellschaft leistet.

Wenn sie fast nichts isst, machen wir ihr eine Bananenmilch aus in Milch pürierter Banane, Joghurt, Milch und Müsli. Alles püriert ergibt das ein schmackhaftes und gehaltvolles Getränk, welches sie dann aber auch zu sich nimmt. Und Eis funktioniert auch immer. [8]

Für Menschen, die Schwierigkeiten mit dem Besteck haben oder ruhelos sind und bei Tisch nicht sitzen bleiben, kann man Nahrung zubereiten, die

[7] *Deutsches Institut für Ernährungsmedizin und Diätik,* Mangelernährung, 8. Februar 2002
[8] *Toelle M,* Wissens- und Erfahrungsdatenbank 2002, 9. Februar 2002

mit den Fingern gegessen werden kann (z.b. Butterbrote, Käsewürfel, Ge-
müseteile, gebackenes Huhn in Stücken, frisches Obst in Stücken). Dies erleichtert das Essen, und der Verwirrte kann, wenn man das Essen in seiner
Umgebung aufstellt, jederzeit etwas davon nehmen.

Zuletzt seien die Ergebnisse einer schwedischen Studie vorgestellt.[9] Sie
wird von einigen Pflegenden aus ethischen Gründen kritisch betrachtet, ist
eine Erwähnung aber trotzdem wert, da sie eine weitere Möglichkeit anbie-
tet, schwer dementen Patienten Nahrung oral zuzuführen. Im Rahmen dieser Untersuchung wurde das Saugverhalten zweier an Alzheimer erkrankter
Patienten mithilfe einer Babyflasche mit Sauger erforscht. Das Ergebnis
zeigt, dass das Saugvermögen dementer Patienten im Vergleich zu Klein-
kindern zwar nicht so ausgeprägt ist, doch eine Verbesserung der Schluck-
fähigkeit mit Hilfe der Saugtechnik möglich schien.

Seelische Ursachen

Nahrungsverweigerung ist oft das Symptom einer tieferen seelischen Ursache. Wenn es möglich ist, diese Ursache zu finden und zu beseitigen, kann
häufig geholfen werden. Allerdings muss aber auch erwähnt werden, dass
seelische Probleme oft sehr vielschichtig sind und manchmal kein erkennba-
rer Grund zu ermitteln ist. Dadurch sind sie oft nur durch eine Medikamen-
tentherapie behandelbar. Wenn hinter dem seelischen Problem der Wunsch
steht, dass der Patient sterben will, ist es natürlich sehr schwer, ihn zum Essen zu animieren.

Zu den psychisch auffälligen Verhaltensweisen zählen motorische Unruhe, aggressives Verhalten, häufiges Rufen oder auch starke Rückzugsten-
denzen, welche fast immer auf seelischen Stress zurückzuführen sind.[1] Einige Motive sollen hier nun aufgezeigt und genauer beleuchtet werden.

---

[9] *Asplund K., et al.*, Das Saugverhalten zweier Patientinnen im Endstadium der Alzheimerischen Demenz, 1993
[1] vgl. *Teigeler B.*, Ein Stück Zuhause, 2002, S. 668

Heimweh

Wenn Patienten in ein Heim kommen, müssen sie ihre gewohnte Umgebung verlassen, in der sie sich sicher und geborgen gefühlt haben. Sie sind gezwungen, sich in einer völlig neuen und fremden Umgebung zurechtfinden. Dieses Problem gilt für gesunde Senioren ebenso wie für Demente. Aber gerade bei letzteren, welche sich aufgrund ihrer Erkrankung nur schwer auf neue Situationen einstellen können, kann ein Umgebungswechsel schwere seelische Auswirkungen haben. Sie haben das Gefühl, dass sie die Kontrolle verlieren, da sie sich in der neuen Umgebung nicht zurechtfinden. Eine Heimunterbringung als einschneidendes Erlebnis ist aber gerade bei Demenzkranken nur schwer zu umgehen, da der Pflegeaufwand mit Fortschreiten der Erkrankung oft zu Hause nicht mehr gewährleistet werden kann.

Eine Möglichkeit, das Gefühl einer heimischen Umgebung innerhalb einer Pflegeeinrichtung zu geben, bietet die Milieutherapie (siehe Kapitel „Milieutherapie").

Unangenehme Umgebung

Eine den Bedürfnissen der Demenzkranken angepasste Umgebung ist sehr wichtig für das körperliche und seelische Wohlbefinden. Wenn der Kranke zu Hause versorgt wird, spielt dieser Punkt meist nur eine untergeordnete Rolle. Leider sind noch zu wenig Heime auf die Bedürfnisse von Demenzkranken abgestimmt. Zum einen haben viele Demente – vor allem Alzheimerkranke – einen enormen Bewegungsdrang. Dieser dient dem Abbau innerer Spannungen. Deshalb ist es besonders wichtig, dass sie die Möglichkeit haben, diesen ungehindert auszuleben.[2] Aber auch die Gestaltung des Heimes und der Räume sollte freundlich und offen sein, da die Kranken viel Licht und Luft benötigen. In dunklen Zimmern reagieren sie leicht ängstlich oder aggressiv. Vor allem bedrohlich wirkende Schatten können bei den Kranken Fehldeutungen hervorrufen. Eine unfreundliche und dunkle Umgebung wirkt sich somit natürlich auch negativ auf den Appetit aus.

---

[2] vgl. *Lärm M., Schillhuber F, Gorlich C.*, Stationäre Versorgung von Alzheimerpatienten, 2001, S. 37

Eine sinnvolle Einrichtung sind Wohnküchen, in denen die Bewohner zusammen mit den Betreuern ihr Essen selbst zubereiten können. Durch den Essensduft wird der Appetit gesteigert.

Auf die soziale Kompetenz der Mitarbeiter sollte besonderes Augenmerk gelegt werden. Die Atmosphäre im Heim gibt darauf wichtige Hinweise. Sind die Bewohner sehr unruhig, wirken sie verlangsamt, evtl. durch Psychopharmaka, sind sie ängstlich oder aggressiv, so ist dies kein gutes Zeichen. Zu beachten ist auch, wie mit freiheitsbeschränkenden Maßnahmen umgegangen wird. Von jedem Dementen sollte eine ausführliche Biografie erstellt werden, besonders für die ersten 30 Lebensjahre, da Alzheimerkranke sich häufig subjektiv in der Kindheit oder im frühen Erwachsenenalter befinden.

Für einen dementen Menschen, der schwerst pflegebedürftig ist, ist es wichtig, dass er mit „Reizen" versorgt wird. Er wird sich in sich „zurückziehen", wenn er die meiste Zeit des Tages im Bett verbringt, sich selber nicht mehr drehen kann und sein Blick stundenlang nur auf eine weiße Wand oder Decke gerichtet ist (siehe Bild 1). Um dem entgegenzuwirken, bietet die Basale Stimulation eine Reihe von Möglichkeiten (siehe Kapitel „Basale Stimulation").

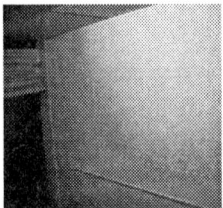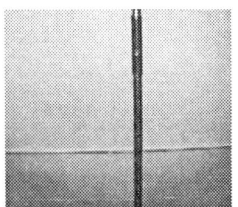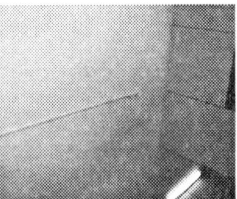

Bild 1: Blick aus einem Patientenbett im Krankenhaus bei einer 30°-Seitenlagerung (Kolb 2002)

Häufig erlebt man im Krankenhaus, dass betagte Patienten eine gewisse Zeit der Eingewöhnung benötigen, bis sie sich zurechtfinden. Die sterile Krankenhausatmosphäre trägt nicht dazu bei, dass ein verwirrter Mensch sich wohl fühlen kann. Schon allein durch die Hygienebestimmungen ist es schwierig, ein angenehmes Milieu zu schaffen. Die Intimsphäre des Patienten wird oft schon allein durch die durchzuführenden Untersuchungen verletzt. Dies stellt eine sehr hohe psychische Belastung für einen verwirrten Menschen dar. Deshalb ist es bereits im Vorfeld ratsam, Sinn und Nutzen jeder einzelnen Untersuchung genau abzuwägen. Im Krankenhaus gibt es aber auch noch andere Faktoren, welche sich nicht immer günstig auf die Psyche bzw. auf den Appetit des Dementen auswirken, sei es die Geruchs-belästigung durch andere oder auch das unbekannte Pflegepersonal. Auch hier ist die Unterstützung durch die Angehörigen bei der Pflege besonders wichtig, damit der Patient den Krankenhausaufenthalt möglichst komplika-tionslos übersteht.

Depressionen

Essensverweigerung kann Ausdruck einer Depression sein. Dazu ein Ober-arzt der Gerontopsychiatrie:

„In aller Regel sind Depressionen die Folge eines komplexen Zusammenspiels organischer und nichtorganischer Faktoren. So findet man bei depressiven Alz-heimer-Kranken im Vergleich zu nichtdepressiven vermehrt degenerative Ver-änderungen in bestimmten Bereichen des Gehirns. Einen weiteren Beitrag leistet vermutlich auch ein Missverhältnis zwischen untergegangenen Nervenzellen und intakten Nervenzellen. Psychologisch kann jeder Gesunde sehr gut nachvollzie-hen, dass auch das Erleben von Hilflosigkeit, Sprachverlust, Missverständnissen, Ärger von Bezugspersonen, Verlassenheit und Beschämung depressive Ver-stimmungszustände begünstigt. Häufigkeit und Ausprägung depressiver Ver-stimmungen scheinen mit fortschreitendem Schweregrad der Demenz abzuneh-men, was aber nicht unbestritten ist. Ich warne davor anzunehmen, dass Patien-ten mit einer fortgeschrittenen Demenz unfähig zu affektiven Reaktionen seien, wie immer wieder behauptet wird. Auch in sehr fortgeschrittenen Stadien emp-finden Demente Verzweiflung, Hoffnungslosigkeit und Ratlosigkeit. Darauf rea-gieren sie genau so "depressiv" wie andere Menschen auch."[3]

Depressionen können mit Medikamenten behandelt werden. Es gibt aber auch psychotherapeutische Methoden bzw. Betreuungskonzepte, welche sich positiv auf die Stimmung der Dementen auswirken. Vor allem das Kon-zept der Validation (siehe Kapitel „Validation") hat sich in der Praxis be-währt. Hierzu gibt es zwar nur wenige Studien, welche eine Effektivität der Validation wissenschaftlich belegen können. Diese Methode wird aber von

---

[3] vgl. *Mück H.*, Depression 2002, 3. Februar 2002

vielen Pflegenden sehr positiv aufgenommen. Sie schätzen vor allem den menschlichen Aspekt der Validation.[4]

Aggressionen

Ursache für eine Nahrungsverweigerung kann auch ein Angriff gegen sich selbst sein. Manche Demenzkranke nehmen dies ganz bewusst in Kauf, wenn sie den Gegner, den sie treffen wollen, nicht mehr treffen können.[5] Meist ist also die Verweigerungshaltung die einzige Möglichkeit, ihren Willen bzw. Protest gegen eine Person oder die Umstände auszudrücken. Aggressionen sind meist eine Bewältigungsstrategie durch Projektion, um mit den eigenen Defiziten, welcher der Betroffene nicht wahrhaben will, fertig zu werden. Aggressionen können besonders bei verwirrten Patienten sehr schnell entstehen, weil sie die Situationen oft ganz anders wahrnehmen als Nichtverwirrte. Hierzu ein einfaches Beispiel dafür, wie schnell sie bei Alzheimerpatienten entstehen können:

Situation: Tochter ruft aus der Küche:
"Vater, wenn du dich mit dem Anziehen beeilst, können wir in zehn Minuten frühstücken!"
Reaktion: Vater reagiert erst gar nicht, ist aber aggressiv verstimmt.
Die Situation aus Sicht des Kranken:
Woher kam die Stimme? Wer hat da gerufen? War ich gemeint? Was wurde gesagt?
Vier Aussagen:
1. Beeile dich!
2. Ziehe dich an.
3. Frühstücken!
4. In zehn Minuten.
Eine Bedingung: wenn ... dann
Er kann diese Fragen nicht beantworten. Er fühlt sich überfordert und verunsichert.
Er hält inne, Tochter macht (vermutlich) Vorwürfe. – Er reagiert verärgert auf sein Versagen und die Vorwürfe. – Sein Selbstbewusstsein wird beschädigt.

---

[4] vgl. *Radzey B, Kuhn C., Rauh J.,* Qualitätsbeurteilung der institutionellen Versorgung und Betreuung dementiell Erkrankter, 2001, S. 40-41
[5] vgl. *Eyke G.*, „Ich krieg nichts rein", 1990

=> gereizte Stimmung

=> aus Ärger erwächst Aggression[6]

Wichtig ist es deshalb, dass die Gefühle des Dementen wahrgenommen und beachtet werden. Oft erlebt man, dass Betreuende mit verwirrten Menschen streiten. Sie versuchen die Auseinandersetzung auf rationelle und „vernünftige" Art und Weise zu lösen. Wenn dies nicht den Konflikt löst, versuchen sie, ihre intellektuelle Überlegenheit auszuspielen, um ihn so zum Einlenken zu bewegen. Dies ist natürlich „ein Kampf gegen Windmühlen". Die Aggression des Dementen bleibt unbeachtet und somit erhalten. Der Betreuende ist unzufrieden, weil er den Streit nicht versöhnlich beenden konnte. Dies kann dann so weit führen, dass der Demente versucht, sich mit „Gewalt" zu wehren, denn durch „Argumente" kann er nicht mehr überzeugen. Den einzigen, den er noch angreifen kann, ist seine eigene Person: „Er" ist es nicht mehr wert, Nahrung zu bekommen.

Angst

Wenn ein gesunder Mensch Angst hat, gibt es viele Möglichkeiten, dieser zu begegnen. Eine Möglichkeit ist, dass man mit anderen darüber spricht, eine andere, dass man versucht, den Situationen, die einem Angst machen, aus dem Weg zu gehen. Aber wie ist das für einen dementen Menschen? Wie kann derjenige, der jeden Tag grundpflegerisch betreut wird, weil er sich nicht mehr selbst waschen kann, der Harn und Stuhlgang nicht mehr kontrollieren kann, wie soll dieser verhindern, dass er jeden Tag an seinen intimsten Stellen berührt wird? An Stellen, die vorher höchstens seine engsten Freunde, Verwandte und Lebenspartner berühren durften? Besonders, wenn er von fremden Personen versorgt wird, hat er keine Möglichkeit, sich dagegen zu wehren.

Anhand eines Beispiels wird die Problematik deutlich. Die Zahl der betagten Frauen, welche in ihrer Kindheit oder in ihrer Jugend Opfer einer Vergewaltigung wurden, kann nur geschätzt werden. Sie ist mit Sicherheit, auch wenn diese Aussage nicht statistisch belegt werden kann, nicht niedri-

---

[6] *Drenhaus-Wagner R.,* Betreuung und Pflege Alzheimer-Kranker, 1995, 2. Februar 2002

ger als heute. Die damaligen Moralvorstellungen machten es den Opfern unmöglich, jene an ihnen verursachten Verbrechen öffentlich zu machen. Sie wurden mit ihren Gefühlen allein gelassen, und selbst den engsten Verwandten und Freunden wurden diese verschwiegen. Wenn man weiß, unter welchen Folgen Opfer von sexuellen Übergriffen leiden, kann man sich ungefähr vorstellen, wie eine alte Frau, welche in ihrer Jugend Opfer solch einer Tat war, sich fühlt, wenn sie nun plötzlich von einer männlichen Pflegekraft in ihrem Intimbereich berührt wird. Die Pflegekraft jedoch sieht nur die Abwehrhaltung, die Ursache aber bleibt ein Geheimnis.

Wenn ein gesunder Mensch mit einem anderen kommuniziert, so haben beide eine gemeinsame Realität als Grundlage. Verwirrte leben häufig in einer anderen Welt, die sich der Kommunikation mit anderen verschließt.

Wie übermächtig der Realitätseindruck der menschlichen Innenwelt ist, kann man selbst nachvollziehen, wenn man sich bewusst macht, wie stark der Eindruck eines Traumes ist, aus dem man in Schweiß gebadet aufwacht. Eine solche Innenwelt, die für „Außenstehende" nur schwer nachvollziehbar ist, ist für Demenzkranke oft die alltägliche Wirklichkeit. Sie ist nicht weniger krankhaft oder unwirklich als von Gesunden.

> „Der Demenz-Kranke ähnelt einem Schiff auf hoher See, das seine Navigationsgeräte und Anker verloren hat. So wird sein Kurs vor allem durch die Bauweise des Schiffes und alte Seekarten bestimmt. Nicht zuletzt fehlt ihm die Möglichkeit, an anderen Welten anzulegen, um sich mit deren Bewohnern über gemeinsame Koordinaten und die Position in einer alle verbindenden Welt auszutauschen."[7]

Diese bildhafte Darstellung verdeutlicht, warum die Kranken unruhig, verwirrt und ängstlich sind. Wenn ihnen dann nicht geholfen wird, sich in ihrer Welt zurechtzufinden, so kann sich diese Angst steigern. Hierzu ein Zitat von Carl Gustav Jung:

> "Gefühle, die ausgedrückt und dann von einem vertrauten Zuhörer bestätigt und validiert (beachtet, geschätzt) wurden, werden schwächer, ignorierte oder geleugnete Gefühle stärker. Aus einer nicht beachteten Katze wird ein Tiger."

---

[7] *Mück, H.,* Wie wirklich ist die Realität Demenz-Kranker, 1996, 3. Februar 2002

Wahnvorstellungen

In ihrer Welt entwickeln Demente sehr häufig Wahnvorstellungen. Ein Beispiel ist der Vergiftungswahn: Die Patienten bilden sich ein, man würde sie vergiften wollen. Solche Vorstellungen können durch Handlungen von Pflegepersonen entstehen, welche für den Verwirrten zweideutig sind (siehe auch "Aggressionen"). Oft versucht man bei Patienten, welche sich weigern, die Medikamente einzunehmen, diese im Essen zu „verstecken". In der Regel merken dies aber die Patienten, was zu einem Vertrauensverlust beim Dementen führt. Aus seiner Sicht wurde ohne sein Wissen versucht, ihm „etwas" zu verabreichen. Die Annahme, dass dies Gift sein müsse, ist nicht ganz unverständlich. Deshalb ist es besonders wichtig, durch offene und einfach nachvollziehbare Handlungen und Kommunikation das Vertrauen des Dementen wieder zurückzugewinnen bzw. zwielichtige Handlungen zu vermeiden, um es gar nicht erst zu dieser Problematik kommen zu lassen.

Oft kommen diese Wahnvorstellungen aber auch grundlos auf. Dann ist es wichtig, sich durch die Beschuldigungen des Verwirrten nicht kränken zu lassen, auch wenn diese gegen die eigene Person gerichtet sind: „Du willst mich vergiften". Hinter einem Wahn verbirgt sich oft ein Kontaktwunsch und das Bemühen, eigenes Versagen zu verleugnen.

Ein weiteres Beispiel ist der Bestehlungswahn: "Du hast meine Brieftasche gestohlen". So kann es den Dementen äußerst kränken, wenn er sich eingestehen muss, dass er nicht mehr weiß, wo er einen Gegenstand verlegt hat. Für ihn ist die Idee angenehmer, bestohlen worden zu sein.[8]

---

[8] vgl. *Mück, H.,* [Angehörigenbroschüre, 2001], Wege aus der Ohnmacht, 6. Februar 2002

Psychosoziale Betreuungsansätze

Umgang mit Demenz-/Alzheimerpatienten

In der fortgeschrittenen Phase der Erkrankung haben Medikamente zur Steigerung von Hirnleistungsaktivitäten kaum noch Wirkung. In dieser Phase kommt der Gestaltung des Umfeldes und dem Eingehen auf die Kranken die wichtigste Bedeutung zu. Die Persönlichkeitsveränderungen, die mit der Krankheit einhergehen, können zum Teil als Bösartigkeit der Kranken interpretiert werden. Auf diese Weise kann mangelnde Aufklärung zu einer Ursache für erhebliche Konflikte werden. Die Lebensqualität der Betroffenen wird wesentlich durch die Einstellung und Haltung von uns allen beeinflusst. In anderen Worten ausgedrückt, heißt das:

„Je weniger die Betreuer an der Krankheit leiden, desto weniger leidet der Patient." [1]

Regeln für die Betreuung von Alzheimer-Kranken

Wichtig ist, dass sie über die Krankheit gut informiert sind. Je mehr Sie darüber wissen, desto besser können Sie mit den Problemen umgehen. Es gibt heute gute und hilfreiche Literatur. • Akzeptieren Sie den Kranken, so wie er ist, denn er kann sich nicht ändern. • Respektieren Sie die Gewohnheiten des Patienten und seinen gewohnten Tagesablauf. Sie erleichtern ihm den Alltag. • Beziehen Sie den Kranken in ihre täglichen Aufgaben und Pflichten mit ein. Lob gibt ihm das Gefühl	• Unterhalten Sie sich mit dem Kranken auf einfache Weise; zeigen Sie ihm Ihre positiven Gefühle mehr durch Gesten und Berührungen. Seien Sie erfinderisch und gelassen im Umgang mit dem Patienten. Sie allein finden die besten Lösungen für ihn und sich selbst. • Sprechen Sie mit anderen betroffenen Menschen. Der Erfahrungsaustausch gibt ihnen Anregungen und stärkt sie. Sie realisieren, dass Sie mit ihrer schwierigen Situation nicht allein sind. • Vor allem auch: Vergessen Sie nicht sich selber. Gönnen Sie sich

---

[1] vgl. *Juchli L.*, Pflege, 1994, S. 586

der Zugehörigkeit und stützt sein Selbstwertgefühl. • Versuchen Sie, auf fordernde Anhänglichkeit, auf Ängstlichkeit oder Lügen des Patienten gelassen zu reagieren.	regelmäßig Erholung und Ausgleich, um immer wieder Kraft zu schöpfen. Sie haben ein Recht, Entlastung und Hilfeleistungen öffentlicher Institutionen in Anspruch zu nehmen.

Abbildung 4: Regeln für die Betreuung von Alzheimer-Kranken

Es gibt eine Reihe von Regeln von Alzheimer-Selbsthilfegruppen, welche sich kaum voneinander unterscheiden; meistens beziehen sich aber auf die Anfangsphase bzw. die mittlere Phase der Erkrankung. Die in Abbildung 4 aufgezeigten Regeln sind von der schweizerischen Alzheimervereinigung herausgegeben.

Zur Kommunikationsfähigkeit muss ergänzend erwähnt werden, dass es durchaus möglich ist, dass der Demente nicht mehr in der Lage ist, sich durch Worte zu verständigen, aber die so genannte nonverbale Kommunikation nicht wesentlich gestört ist. Die Betroffenen orientieren sich an Gesten bzw. Mimik. Dafür scheinen sie sogar ein gewisses Gespür zu entwickeln. In der Praxis bedeutet dies, dass es ein Fehler ist, anzunehmen, „sie" würden nichts mehr mitbekommen.

Das gesamte Umfeld hat einen großen Einfluss auf das seelische Wohlbefinden eines Dementen. Eine Vielzahl von Verhaltensauffälligkeiten scheint nicht nur krankheitsbedingt zu sein, sondern auch im hohen Maße durch zwischenmenschliche Faktoren und Umgebungsbedingungen beeinflusst.

Validation

Theoretische Grundlagen
Das Konzept der Validation ist ein individuums- und biografiebezogen arbeitender therapeutischer Ansatz. Validation wurde von der US-amerikanischen Sozialarbeiterin Naomi Feil Ende der 60er/Anfang der 70er Jahre aus ihrer praktischen Tätigkeit in einem Altenheim heraus entwickelt. Ihr Ansatz der Validation betont das Einlassen auf fantasievolle und nicht

vom logischen Denken geleitete Gefühlsinhalte der 'verwirrten' alten Menschen. Dieses Einlassen auf die Welt des Dementen ist es auch, was die Validation so beliebt bei den Pflegenden gemacht hat. Über die Effektivität von Validation liegen leider nur wenige Studien vor, welche eine fundierte Aussage über Wirkungen zulassen. Die bisher veröffentlichten Studien weisen häufig methodische Mängel auf und sind vom wissenschaftlichen Standpunkt nicht sehr aussagekräftig. Bei einzelnen therapeutischen Interventionen konnte aber eine Wirksamkeit der Maßnahmen beobachtet werden.[2]

Der weiterentwickelte Ansatz der integrativen Validation (IVA) nach Richard wird sehr häufig im stationären Bereich angewendet und von der Fachwelt positiv bewertet. Dabei handelt es sich um eine gefühlsorientierte Kommunikationsform und Umgehensweise, die nicht den Anspruch einer Therapie erhebt, sondern Beziehung und Vertrauen zwischen Betreuenden und Kranken aufbauen hilft. Die aktuell gezeigten Gefühle der Kranken werden wahrgenommen, im Kontext der individuellen Lebensgeschichte zu verstehen versucht und deren Gültigkeit bestätigt.[3]

Nach Feil ist ein alter verwirrter Mensch jemand, der sich in der letzten Phase seines Lebens befindet, der auf einzigartige, ganz persönliche Weise Frieden machen will. Das Symptom der Verwirrtheit ist demnach die Folge des Nichterkennens wichtiger Lebensaufgaben in früheren Lebensabschnitten. Diese Aufgaben wurden verdrängt oder bewusst nicht wahrgenommen. Nun in der letzten Periode des Lebens des Patienten hat dieser das dringende Bedürfnis, diese Aufgaben zu „erledigen". Mit der Weisheit menschlicher Erfahrung und Intuition kehrt er in die Vergangenheit zurück, um aufzuräumen und seine Grundbedürfnisse nach Liebe und Identität zu befriedigen. Er durchlebt für gewöhnlich vier Stadien der Aufarbeitungsphase:

1. Mangelhafte Orientierung: Diese Menschen beschuldigen andere, z.B. "Sie stehlen mir ..., man vergiftet mein Essen, ..."

2. Zeitverwirrtheit: Suchen die Mutter, wollen heim, wollen ständig weglaufen, erkennen oft die eigenen Angehörigen nicht mehr, ...

---

[2] vgl. *Radzey B, Kuhn C., Rauh J.,* Qualitätsbeurteilung der institutionellen Versorgung und Betreuung dementiell Erkrankter, 2001, S. 40-41

[3] *Radzey B, Kuhn C., Rauh J.,* Qualitätsbeurteilung der institutionellen Versorgung und Betreuung dementiell Erkrankter, 2001, S.23

3. Sich wiederholende Bewegung: Rufen "Hilfe", "Schwester", "Hallo", wischen, schlagen, streicheln, falten ständig herum etc.
4. Vegetieren: Zeigen keine Reaktionen, brauchen Pflege rund um die Uhr

Nach Feil handelt ein verwirrter Mensch also nicht grundlos, hinter seinem Handeln steckt immer eine Ursache.

Zielvorstellung

Validation - so Feil - kann dieses zunehmende Abgleiten in das Vegetieren verhindern, indem sie die Betroffenen dabei unterstützt, ihre unbewältigten Konflikte durch das Ausdrücken der damit verbundenen Gefühle zu verarbeiten. Verdrängte Emotionen müssen auf dieser Suche nach Lösungen befreit werden. Sie müssen während dieses letzten Lebensstadiums ans Licht kommen. Validation will dem alten, desorientierten Menschen Unterstützung bieten bei der Bewältigung seiner letzten Lebensaufgabe, in Frieden zu sterben. Grundlegend ist dabei die Annahme, dass unbeachtete Gefühle stärker, offengelegte Gefühle hingegen, die durch einen vertrauten Zuhörer bestätigt und validiert werden, schwächer werden. Wirkliches, einfühlsames Zuhören (Validieren) erleichtert die emotionale Last. Ein bestätigtes, geteiltes und validiertes Gefühl kann entschwinden.

Dabei geht es nicht um eine kognitive Bewältigung von Konflikten, da die Betroffenen nach Feil die kognitive Fähigkeit zur Einsicht verloren haben. Sie können ihre Emotionen nicht mehr mit dem Intellekt steuern oder die Gründe für ihre Gefühle herausfinden, um ihr Verhalten zu ändern. Sie haben die Fähigkeit des 'AHA!', des plötzlichen Erkennens eingebüßt. Zu beachten ist des Weiteren, dass der alte Mensch seine unbewältigten Lebensaufgaben niemals vollständig lösen und dass er bis zum Tod damit beschäftigt sein wird. Wichtig erscheint, realistische Zielsetzungen für jede einzelne Person festzusetzen.

Indem man im Rahmen der Validation die Gefühle des Betroffenen zu verstehen versucht, diese angenommen, akzeptiert und bestätigt werden, soll eine Vertrauensbasis geschaffen und Sicherheit gegeben werden. Angst und Stress sollen so vermindert werden. Angestrebt wird zudem eine Stärkung der Identität und des Selbstwertgefühls des alten Menschen. Validation soll ihm seine Würde zurückgeben bzw. bewahren. Validation soll Vertrauen herstellen, das für den alten Menschen Sicherheit bedeutet. Wenn Menschen sich sicher fühlen, gewinnen sie an Stärke. Die Interaktion nimmt zu, sie beginnen zu sprechen, teilen ihre Gedanken und Gefühle mit, das Selbstwertgefühl und die Würde steigen. Auch auf die Stimulans von „Wohlbehagen und Glück" zielt Validation. Alle fühlen sich glücklicher, wenn sie anerkannt werden.

Schließlich nennt Feil als weitere Ziele von Validation die Verbesserung des Gehvermögens und körperlichen Wohlbefindens des alten Menschen und die Reduktion von chemischen wie physikalischen Zwangsmitteln, die lediglich ein weiteres Fortschreiten des Rückzugs fördern.[4]

Umgang mit Verwirrten nach dem Prinzip der Validation
Als grundlegend erachtet Feil zunächst einmal die Wertschätzung, Akzeptanz und Achtung des alten Menschen und seiner Gefühle. Der Validations-Anwender urteilt nicht, er akzeptiert und achtet die Weisheit der alten Menschen.

Die nachfolgenden Techniken (Abbildung 5) sollen noch einmal verdeutlichen, welches Verhalten bzw. welche Haltung der Validationsanwender einnehmen soll. Mit diesen Techniken soll dem dementiell erkrankten Menschen in seiner verwirrten Welt begegnet werden. So kann man ihn in seiner subjektiven Gefühlsempfindlichkeit begleiten und mit ihm kommunizieren.

- **Zentrieren:** Der Pflegende soll vor der Interaktion mit dem dementen Bewohner zur Ruhe kommen, seine eigenen Emotionen zurückstellen bzw. herauslassen (Atmen), um frei und offen für die Emotionen des Bewohners zu sein.
- **Klar sanft und liebevoll sprechen:** Diese Technik spricht für sich, sollte aber nicht angewendet werden, wenn der Verwirrte starke Gefühle zeigt und mit gefühlsbewegter Stimme spricht, kann dann Rückzug oder heftige Gegenreaktionen auslösen.
- **Wiederholen:** Wiederholen bedeutet, dass die Pflegeperson

---

[4] vgl. *Egidius U.*, [Pflegekonzepte, 1997], 4. Februar 2002

die Bedeutung dessen, was der Bewohner gesagt hat, noch einmal sagt und dabei möglichst die selben Schlüsselwörter benutzt. Hierbei kann ein bestätigender oder fragender Unterton Anknüpfungspunkte für den weiteren Dialog geben.

- **Extreme einsetzen:** Man fordert den Bewohner auf, bei einer Beschwerde an das Schlimmstmögliche zu denken. Wenn der Bewohner an den schlimmsten Fall denkt, drückt er seine Gefühle intensiv aus und empfindet Entlastung.
- **Spiegeln:** Man achtet auf die Körpersprache des Gegenübers und nimmt diese auf, gleicht sich ihr an.
- **Berührungen:** Insbesondere bei fortgeschrittener Demenz kann Körperkontakt eine Beziehung herstellen, Grenzen müssen aber gewahrt bleiben.
- **Musik einsetzen:** Auch Schwerstdemente können, obwohl sie kaum noch sprechen, häufig bekannte Lieder von Anfang bis Ende singen.
- **Ehrlichen, engen Augenkontakt halten**
- **Mehrdeutigkeit einsetzen:** Verwendet der demente Bewohner unverständliche Begriffe oder Namen, sollte der Pflegende unbestimmte Fürwörter (er, sie, es, etwas, jemand) als Platzhalter für die nicht verständlichen Begriffe verwenden; so bleibt Kommunikation in gewisser Weise möglich.
- **W-Fragen stellen:** „Fakten" erfahren, ohne Gefühle direkt anzusprechen: wer, was, wie, wann, wo, aber nicht warum!

Abbildung 5: Validationsregeln[5]

Milieutherapie

Das Ziel der Milieutherapie ist es, das gesamte Umfeld des Verwirrten zu verbessern. Mit Umfeld ist hauptsächlich die Situation in Heimen und anderen Institutionen gemeint. Es wird nicht nur die dingliche Umwelt auf den Patienten abgestimmt, sondern auch die soziale Umgebung. Unter dinglicher

---

[5] *Supe V., Kröger C., Hartmann C.*, Die Entwicklung eines Betreuungskonzeptes für dementiell erkrankte Bewohner, 2002, S 25f

Umwelt versteht man die räumliche Gestaltung der Umgebung des Kranken, die Strukturierung seines Tagesablaufes. Bei der Verbesserung der sozialen Umgebung möchte man gegebenenfalls die erforderlichen Veränderungen der Einstellung und der Verhaltensweisen der professionellen und ehrenamtlichen Mitarbeiter erreichen.

Warum soll also das Umfeld des Kranken auf seine Person abgestimmt werden? Die mit der Demenz verbundenen Beeinträchtigungen führen bei dem Dementen zu einer starken Einschränkung seiner Umweltkompetenz. Demente alte Menschen können sich am wenigsten über negative Umweltbedingungen hinwegsetzen. Vor diesem Hintergrund der verringerten Umweltkompetenz und damit vermehrten Verwundbarkeit gewinnt die Gestaltung der dinglichen wie sozialen Umwelt des dementiell erkrankten Menschen an Bedeutung. Im Rahmen von Milieutherapie wird also darauf abgezielt, die Behinderung im Zuge einer Demenz durch eine Anpassung des Lebensraumes an die Bedürfnisse der Betroffenen auszugleichen. Verloren gegangene Binnenstrukturen sollen durch entsprechende Außenstrukturen ausgeglichen werden.[6]

Die Gestaltung des sozialen Umfelds spielt bei der Problematik der Nahrungsverweigerung keine unerhebliche Rolle, insbesondere das Bezugspersonensystem. Es wurde festgestellt, dass sich auch das Essverhalten des Patienten verbessert, wenn eine feste Bezugsperson das Essen reicht.[7] Wird dies schon in der Begleitung und Pflege alter Menschen allgemein als sinnvoll und erstrebenswert erachtet, so muss dies insbesondere für Demenzkranke gelten. Es muss für einen orientierungs- und gedächtnisgeschwächten Menschen beunruhigend sein, immer wieder verschiedene Menschen, die er nicht sicher zuordnen kann, nahe an sich herankommen zu lassen.

Als ein entscheidender Faktor für die Entwicklung einer Beziehung wird die Kenntnis der Biografie des Betroffenen hervorgehoben. Das Wissen um die Interaktionsstile des Betroffenen, um seine Bewältigungs- und Verarbeitungsweisen, um wichtige lebensgeschichtliche Ereignisse etc. dient der Sensibilisierung der Pflegenden. Sie sollen so ein möglichst vollständiges

---

[6] vgl. *Egidius U.,* Pflegekonzepte, 1997, 4. Februar 2002
[7] *Athlin E., Norberg A.,* Einstellungen von Pflegenden und ihre Interpretation zum Verhalten von schwer dementen Patienten bei der Essens-Eingabe in einem Patientenzuteilungs-System, 1993, S. 49-51

Bild der Persönlichkeit des verwirrten Menschen erhalten können und so vom stereotypen Fremdbild 'dement, abgebaut, kommunikationsunfähig, schwerstpflegebedürftig' abstrahieren. Eine biografische Orientierung soll einer generalisierenden Haltung der Bezugspersonen entgegenwirken. Des Weiteren ermöglicht die biographische Orientierung mehr Verständnis für seltsame Verhaltensweisen und Tätigkeitsroutinen der Betroffenen.

Ein Beispiel aus der Praxis mag deutlich machen, wie mit der Gestaltung einer wohnlichen Umgebung und eines angenehmen sozialen Umfelds ein positiver Effekt auf das Essverhalten erreicht werden kann. In einer schwedischen Studie wurden Gespräche und Verhaltensweisen von fünf hospitalisierten Alzheimerpatienten während der Mahlzeiten untersucht. Durch die Schaffung eines kleinen familiären Speisezimmers wurde eine angenehme Atmosphäre geschaffen. Diese Atmosphäre hat sich nicht nur positiv auf das Essverhalten ausgewirkt, sondern es wurden vermehrt soziale Kontakte geschaffen, da die geistig noch Fitteren den Schwächeren beim Essen halfen. Pflegekräfte haben sich laut dieser Studie in Bezug auf die Gespräche der Patienten untereinander eher als störend erwiesen, sobald sie bei den Mahlzeiten mit anwesend waren. Einen positiven Einfluss bewirkten sie allerdings auf die vollständige Ernährung der einzelnen Patienten.[8]

> „Demenz allein muss für die Menschen kein furchtbares Unglück sein, wenn Milieu und Beziehung stimmen und sich entsprechend dem Menschen anpassen (der dies selbst nicht mehr kann). Es gibt genügend Beispiele von Menschen, die der Demenz zum Trotz relativ glücklich gelebt haben."[9]

Basale Stimulation

Eine sehr gute Möglichkeit, Zugang zu Menschen zu finden, mit denen anscheinend keine verbale Kommunikation mehr möglich ist, ist die Basale Stimulation. Sie hat sich in der Praxis hinreichend bewährt. Mit ihr kann das seelische Empfinden bei Dementen, welche sich bereits im Spätstadium der Erkrankung befinden, noch positiv beeinflusst werden.

---

[8] *Sandman P.O., Norberg A., Adolfsson R.,* Gespräche und Verhaltensweisen von fünf hospitalisierten Alzheimer-Patienten während der Mahlzeiten, 1994

[9] *Müller-Hergl C.,* Wohlbefinden als Ausgangspunkt für Qualität-Dementia Care Mapping, 2001, S. 79

Basale Stimulation bedeutet, Grundbedürfnisse mit einfachsten Reizen anzuregen. Sie wurde ursprünglich zur Früh- und Wahrnehmungsförderung bei körperlich und geistig schwer behinderten Kindern entwickelt. Basale Stimulation richtet sich also an alle Sinne des Menschen, wie z.B. Riechen, Hören, Schmecken usw. Es ist also nicht nur wichtig, welche pflegerischen Verrichtungen man an dementen Menschen durchführt, sondern vor allem auf welche Weise. Wer z.B. bei der Körperpflege bewusst unterschiedliche Reize einsetzt, hilft dem Kranken, Körper und Umwelt besser wahrzunehmen.

Menschen nehmen ihre Umgebung wie überhaupt Informationen auf Dauer nur wahr, wenn ihre körperlichen Sinne wechselnd gereizt werden. Dagegen gewöhnt man sich an eintönige, also gleichförmige Reize, sodass man sie nach einiger Zeit nicht mehr wahrnimmt. Dies gilt für Schmerz und Temperatur ebenso wie für Tasten, Riechen und Sehen. Wer so an Reizen verarmt, blendet über kurz oder lang die äußere Realität aus und verliert die Orientierung. Ein solches Schicksal droht vor allem Demenz-Kranken, die bettlägerig sind bzw. sich kaum noch bewegen können. Diese Situation spitzt sich zu, wenn die Betreffenden auch noch "superweich" gelagert und lediglich mit Flügelhemden "bekleidet" sind. Möglicherweise ist das Körperempfinden eines solchen Menschen mit dem tauben Gefühl vergleichbar, das man nach einer zahnärztlichen Schmerzspritze verspürt. Für viele Demenz-Kranke kommt hinzu, dass sie aufgrund altersbedingter Hör- und Sehbeeinträchtigungen ohnehin nur noch schlecht wahrnehmen können.

Vor diesem Hintergrund macht es Sinn, wenn alte Menschen der Reizverarmung begegnen, indem sie sich selbst stimulieren. Um Informationen über den eigenen Körper und die Umwelt zu erhalten, schreiten sie gleichsam zur Selbsthilfe. Typische Beispiele sind:

- Nestelbewegungen auf der Bettdecke,
- Reiben und Kratzen auf der eigenen Haut,
- Kratzen mit den Fingernägeln auf dem Tisch und
- Schaukeln mit dem Oberkörper.

Die meist monotone und häufig selbstschädigende Autostimulation ist ein Hilfeschrei von Menschen, die unter einem Mangel an sinnlichen Anregungen leiden. Dabei sind die Möglichkeiten der Basalen Stimulation mannigfaltig und einfach zu verwirklichen.

Körperstimulation:
- Deutlicher Druck bei der Körperpflege (Waschen, Abtrocknen, Einreiben, Massieren); Richtung vom Körperstamm zur Peripherie
- Erweitertes Reizangebot durch Wechsel der Wassertemperatur, verschieden harte Waschlappen, Schwämme und Handtücher, diverse Waschzusätze
- Förderung der Körperwahrnehmung durch gut sitzende und vollständige Kleidung (einschließlich Unterwäsche)

Anregung des Gleichgewichtssinnes:
- Schaukeln im Schaukelstuhl
- Gemeinsames Ausführen rhythmischer Bewegungen (z.B. Tanzschritte)
- Wiegen des Kranken im Arm des Betreuers

Haptische Stimulation (Tast- und Greifsinn):
- "Begreifen" unterschiedlicher Materialien
- Hände unter fließendes Wasser halten
- Sich selbst eincremen

Vibratorische Anregung:
- Halten einer elektrischen Zahnbürste, eines Elektrorasierers oder ähnlich vibrierender Gegenstände mit der Hand

Orale Stimulation:
(Besonders wichtig für Patienten, die parenteral ernährt werden, aber auch für Personen mit Schluckstörungen, um deren Gefühl für den Mundbereich zu fördern und zu erhalten)
- Regelmäßiges Bestreichen von Lippen, Zähnen, Zunge und einem Teil des Gaumens mit den Fingern oder einem großen Wattetupfer (z.b. bei der Mundpflege)
- Fördern von Lutsch- und Schluckbewegungen durch harte Brotrinden, Bratenkruste oder Kaugummi

Olfaktorische Stimulation:
(Vertraute Gerüche fördern die Erinnerung!)
- Körperpflege mit Parfum, Deodorant oder Rasierwasser, das dem Kranken lieb und vertraut ist

• Anregung des Geruchssinnes durch Blumen, ätherische Öle und Essensdüfte. Sie überdecken den mitunter typischen Geruch der Betreuungseinrichtung und verbessern so die Atmosphäre.

Visuelle Stimulation:

• Mobiles, Poster und Bilder mit kräftigen Farben sowie leicht erkennbaren Motiven

• Fotos aus dem Privatleben des Patienten.

Schon ein einziger Gegenstand, der ins Blickfeld gerückt wird, kann den Tag des Kranken verändern!

Diese hier vorgestellten Beispiele können lediglich Anregungen sein, die Kreativität kennt letztlich keine Grenzen. Allerdings darf man den Kranken nicht überstimulieren. Für den Anfang genügen erfahrungsgemäß täglich ein oder zwei Maßnahmen für jeweils 15 Minuten.[10]

Musiktherapie

Musiktherapie[11] ist eine einfache und sehr wirksame Methode, um positiv auf das emotionale Wohlbefinden von Demenzkranken einzuwirken.

„Musik stellt eine zusätzliche sprachunabhängige Ebene der Kommunikation dar, welche Demenzkranken mit zunehmenden Verlust der Sprachfähigkeit fast bis zum letzten Krankheitsstadium zugänglich bleibt. Musik bietet dementiell erkrankten vielerlei Kompensationsmöglichkeiten ihrer kommunikativen und weiteren Defizite"[12]

In einer schwedischen Studie wird die Auswirkung von Musik auf das Essverhalten von Demenzpatienten genauer untersucht:

„Hintergrundmusik trägt dazu bei, dass Demenz-Kranke mehr essen und sich gleichzeitig entspannen. Da Mangelernährung bzw. Untergewicht zu den häufigeren Komplikationen des Grundleidens gehören, dürfte sich gerade in solchen Fällen der Versuch lohnen, Mahlzeiten musikalisch einzurahmen."[13]

---

[10] vgl. Mück H, (Basale Stimulation), 2001, 6. Februar 2002

[11] *Aldridge, D.*, Beiträge zur Musiktherapie in der Medizin, 1998

[12] *Radzey B, Kuhn C., Rauh J.,* Qualitätsbeurteilung der institutionellen Versorgung und Betreuung dementiell Erkrankter, 2001, S. 24

[13] *Mück H.,* Wissens- und Erfahrungsdatenbank, 2001, 6. Februar 2002

Diese Schlussfolgerungen ziehen H. Ragneskog und Mitarbeiter aufgrund einer Studie in einem Pflegeheim, dessen Bewohnern während der
Mahlzeiten Hintergrundmusik geboten wurde. Für die Dauer von jeweils
zwei Wochen waren zuerst beruhigende und romantische Klänge, dann po-
puläre Melodien der 20er und 30er Jahre und schließlich Pop-Rhythmen der
80er Jahre zu hören. Alle drei Angebote führten dazu, dass die beteiligten 20
Bewohner des Pflegeheims mehr aßen und während der Mahlzeiten weniger
irritierbar, ängstlich und deprimiert wirkten. Die letztgenannten Effekte hielten sogar eine gewisse Zeit an. Auch das Pflegepersonal veränderte sein
Verhalten, indem es den Kranken vergleichsweise mehr Speisen anbot.

In ihrem Resümee lassen die schwedischen Wissenschaftler offen, in-
wieweit die Mitarbeiter des Heims sich mehr durch die Musik oder ihre
Teilnahme an einer wissenschaftlichen Studie beeinflussen ließen. Unbe-
antwortet bleibt auch die Frage, ob die Heimbewohner mehr aßen, weil sie
Musik hörten oder weil sich die Betreuer mehr für sie engagierten.

Fazit

Es gibt noch eine Reihe anderer Konzepte, deren Wirksamkeit aber eher
zweifelhaft ist oder die in der Praxis nur selten angewandt werden.[14] Als
Beispiel ist hier das Realitäts-Orientierungs-Training zu nennen, abgekürzt
ROT. Das ROT findet man noch häufig in der Fachliteratur und auch in der
Praxis. Es soll vor allem die kognitive Leistungsfähigkeit der Dementen
verbessern. Allerdings war ein Erfolg nicht nachweisbar.[15] Außerdem be-
wirkt die Konfrontation mit der Realität, welche beim ROT gefordert wird,
eher ein Sinken der Lebensqualität.[16]

Die Prinzipen der hier vorgestellten Konzepte sind meiner Meinung nach
auch gut im Alltag umsetzbar. Die Umsetzung bedarf sicherlich einer gewissen Anstrengung, um die hier vorgestellten Grundhaltungen zu erlernen. Bei

---

[14] vgl. *Radzey B., Heeg S.,* Demenzkranke in der stationären Versorgung: Versorgungskonzepte und „offene" Forschungsfragen, 2001, S. 22
[15] vgl. *Woods B., u.a.,* Reminiscence and Life Review with Persons with Dementia:
Which Way Forward?, S. 137-161
[16] vgl. *Radzey B., Heeg S.,* Demenzkranke in der stationären Versorgung: Versorgungskonzepte und „offene" Forschungsfragen, S. 22

der Anwendung merkt man aber sehr bald, dass nicht nur der Kranke selbst davon profitiert, sondern auch der Pflegende. Durch die Akzeptanz des Kranken lernt er eigene negative Gefühle, wie zum Beispiel Aggression, Schuld oder Hilflosigkeit, zu verringern.

Wichtig ist, dass mit dem Kranken kommuniziert wird. Es gibt viele Arten der Kommunikation. Aber auch wenn es scheint, dass es sinnlos ist, weil man das Gefühl hat, der Kranke nimmt einen nicht wahr, gilt es, ihm das Gefühl zu geben, dass man bei ihm ist. Seine Seele ist es, die einen wahrnimmt.

> „Was hat ein Mensch davon, wenn er liegend im Akutkrankenhaus (oder Heim) auf den weißen Plafond starrt und ab und zu eine physikalische Maßnahme (wie z.B. Beine bewegen!) an ihm vollzogen bekommt? Wenn ein Mensch seelisch gesehen im Rückzug ist und/oder sich selbst gegenüber destruktiv zu werden droht, wird ihn kaum die Kontrakturenprophylaxe als lebensrettende Maßnahme erscheinen. Es wird ihm nicht der diätische Milchbrei oder gar die Sonde den Lebenswillen wiedergeben und die Psychomotorik neu entflammen lassen. Nein, ganz im Gegenteil, er wird sich der Pflege „ergeben" und mit regredierenden Verhaltensmustern auf seine Situation reagieren.

> Und dies ist nicht verwunderlich, denn „der Mensch lebt nicht vom Brot allein", wie selbst den Autoren der Bibel schon bekannt war! Er lebt aus seiner Seele, aus seinen Antrieben, aus seinen „Elan vital" – oder er vegetiert nur mehr dahin!"[17]

Ernährung im Sterbeprozess

Wenn man sieht, wie ein anderer Mensch hungert oder durstet, so löst dies in uns die natürliche Reaktion aus: „Dies muss unbedingt verhindert werden". Unzureichende Nahrungszufuhr bedeutet Vernachlässigung, Verwahrlosung und Pflichtverletzung.

Dies waren auch die Probleme, welche Pflegende vor der Einführung der PEG hatten – besonders in den Heimen. Die Pflegenden mussten hilflos mit ansehen, wie ihre Heimbewohner „verhungerten" und „verdursteten". Die Einführung der PEG wurde somit als „Segen" angesehen, man musste nicht

---

[17] *Böhm E.*, Psychobiographisches Pflegemodell nach Böhm, 1999, S. 23

mehr tatenlos zuschauen, wie ein Mensch an den Folgen der mangelnden Nahrungszufuhr verstarb. Essen und Trinken ist die einfachste und natürlichste Form menschlicher Zuwendung, und durch die PEG wurde dieses Bedürfnis wieder ausreichend befriedigt. Für viele Menschen war bzw. ist die PEG eine gute und immer noch die beste Möglichkeit, sich Nahrung zuführen zu lassen, wenn dies aufgrund verschiedener Ursachen anders nicht mehr möglich ist. Aber wie ist dies bei dementen Menschen? Leidet ein dementer Mensch im Endstadium an „Hunger" und „Durst"? Oder ist es nicht eine natürliche Folge der Erkrankung, dass sie zwangsläufig dazu führt, dass der Erkrankte zu essen und zu trinken aufhört? Diese Fragen sollen in diesem Kapitel zu beantworten versucht werden.

Grundsätzlich ist das Leben eines Alzheimerpatienten nicht mehr und nicht weniger lebenswert als das jedes anderen Menschen auch. Demente können genauso Lebensfreude empfinden wie andere betagte Menschen.[1] Deshalb ist das Vorenthalten von Mitteln des Gesundheitswesens mit der alleinigen Begründung einer Demenz willkürlich und somit abzulehnen, weil sie eine unverantwortliche Beurteilung im Sinne von „unwertem" Leben enthält.[2] Es ist unsere ethische Pflicht, die Lebensgeschichte und die Lebensphilosophie der Patienten zu ermitteln und somit die weitere Behandlung nach diesen zu optimieren. Es soll nicht unsere eigene Auffassung, welche sich nach unseren Gewohnheiten und Werten richtet, die Grundlage für die weitere Behandlung sein. Deshalb ist es auch besonders wichtig, festzustellen, ob sich der Demente in der letzten Phase der Krankheit befindet oder nicht. Dies muss individuell von einem erfahrenen Arzt abgeklärt werden.

In der letzten Lebensphase ändern sich die Prinzipien der Stoffwechselbilanz, das heißt konkret, es sind keine Speicher mehr aufzufüllen, es ist kein Gewichtsverlust zwanghaft zu verhindern. Jene Flüssigkeits- bzw. Nährstoffmengen, welche normalerweise, „automatisch" verabreicht werden, sind zu unterlassen, da sie nicht dem natürlichen, tatsächlichen Bedürfnis des Patienten entsprechen.

---

[1] *Mayer, K.; Baltes, P. (Hrsg.),* Die Berliner Altersstudie, 1999
[2] vgl. *Wettstein A.,* Rationale Mittelallokation statt drohende Rationierung von erwünschten Leistungen für Betagte, 1999, 6. Februar 2002

In den Vordergrund rückt vielmehr das Ziel, Hunger und Durst zu vermeiden. Dies kann in vielen Fällen bereits mit geringen Mengen an Flüssigkeit und Nahrung erreicht werden, wie eine Untersuchung aus den USA ergab.[3] Bei der Reduzierung der Nahrung herrscht innerhalb der Ärzteschaft weitgehend Einigkeit, was allerdings die notwendige Menge der zugeführten Flüssigkeit angeht, gibt es unterschiedliche Ansichten.[4]

Die Erfahrung mit PEG-Sonden in Hospizen (nicht speziell bei Dementen) hat z.b. gezeigt, dass diese, je näher es auf den Tod zugeht, für die Patienten eher problematisch werden. Die Schwerkranken haben nicht den Mut, die Nahrung zu reduzieren, und bekommen somit noch dieselbe Menge an Nährstoffen, die sie benötigen würden, bevor der Sterbeprozess begonnen hat. In der Sterbephase kommt es aber immer mehr zu Unverträglichkeiten, da die zugeführten Mengen nicht mehr vom Körper verarbeitet werden können. Die Folge sind Durchfälle, Übelkeit, Bauchschmerzen und Erbrechen.

Welche Auswirkungen hat nun eine zu geringe Flüssigkeitszufuhr bei alten bzw. dementen Menschen? Das große Problem bei alten Menschen ist, dass sie trotz Flüssigkeitsmangel keinen Durst verspüren. Dies ergab eine Studie,[5] bei der zwei Gruppen – gesunde aktive ca. 70-jährige und junge ca. 25-jährige – 24 Stunden ohne Flüssigkeitszufuhr aushalten mussten. Danach wurde ihr körperlicher Zustand verglichen. Die Betagten konnten die mangelnde Flüssigkeit körperlich weniger gut kompensieren, außerdem führten sie nach dem Flüssigkeitsstopp nicht ausreichend Flüssigkeit wieder zu.

Bei Demenzkranken ist das mangelnde Durstgefühl noch ausgeprägter. Dies ist gefährlich, solange der Betroffene therapiert werden soll. Wenn der Demente sich allerdings im letzten Stadium der Erkrankung befindet, so kann damit der Sterbeprozess sinnvoll unterstützt werden. Flüssigkeitsmangel führt zur Ausschüttung von endogenen Opiaten im Gehirn, und die Ketose durch fehlende Zufuhr von Nahrungsstoffen hat einen euphorisierenden, anästhesierenden Effekt. Er geht in einem Dämmerzustand über, in dem

---

[3] vgl. *McCann R.M., Hall W.J., Groth A.*, Comfort care for terminally ill patients, J Am Med Ass, 1994, S 1263-1266

[4] *Arends J.*, Ernährung in der Palliativphase *Juncker A.*, Comfort care for terminally ill patients, in: J Am Med Ass, 1994, S 1263-1266

[5] vgl. *Phillips P. A., u.a., sowie Editorial Leaf A.*, in: *Wettstein A.*, Thesen zur Bedeutung der Flüssigkeitszufuhr bei Sterbenden und anderen Patienten, 2000

er nicht mehr viel, im Idealfall keine körperlichen Schmerzen mehr empfindet.[6] Durch den Flüssigkeitsmangel wird also dem Menschen das Sterben auf natürliche Art und Weise erleichtert. Voraussetzung für eine natürliche Dehydration sind:

- rasche, progrediente Verschlechterung des Allgemeinzustandes
- keine kurative Behandlung des Grundleidens möglich
- keine symptomatische Behandlungsmöglichkeit der aktuellen Verschlechterung, zum Beispiel Behandlung von Zahnschmerzen oder Mundsoor
- Tod wahrscheinlich in Tagen bis wenigen Wochen
- Mutmaßliches Einverständnis des Patienten[7]

Voraussetzung ist selbstverständlich eine optimale Mundpflege des Patienten. Eine Untersuchung[8] in den USA bei 32 sterbenden Patienten ergab, dass ungeachtet einer nach üblichen Standards völlig unzureichenden oralen Zufuhr von Flüssigkeit bei allen Patienten durch Eis-Chips und Mundpflege das Gefühl von Mundtrockenheit oder von Durst, wenn überhaupt vorhanden, vollständig beherrscht werden konnte.

Ob der Demente nun wirklich noch Durst empfindet, kann dadurch ermittelt werden, dass man ihm zu trinken gibt; wenn er unter Durst leidet, wird er gierig versuchen, die ihm angebotene Flüssigkeit zu trinken, selbst wenn er nicht mehr schlucken kann. Dies kann dann auch mit einem nassen Waschlappen geschehen, den man ihm zum Saugen in den Mund gibt.

Dies ist eine der „Thesen zur Trinkweigerung Dementer" von Dr. Albert Wettstein, Chefarzt Stadtärztlicher Dienst Zürich und Co-Leiter des Zentrum für Gerontologie der Universität Zürich. Drei weitere Thesen lauten:

- Ein Alterspatient, der Nahrung und Trinken verweigert, hat keinen Durst, keinen Hunger. Er kann deshalb nicht „verhungern", „verdursten"; auch wenn er an Flüssigkeitsmangel sterben sollte, leidet er nicht an Durst.

---

[6] vgl. *Staehelin H. B., in: Wettstein A.,* Thesen zur Bedeutung der Flüssigkeitszufuhr bei Sterbenden und anderen Patienten, 2000
[7] vgl. *Staehelin H. B., in: Wettstein A.,* Thesen zur Bedeutung der Flüssigkeitszufuhr bei Sterbenden und anderen Patienten, 2000
[8] vgl. *McCann r.m., Hall w.j., Groth-Juncker A.,* Comfort care for terminally ill patients, 1994, S 1263-1266

- Einen Patienten ernst nehmen heißt zu akzeptieren, dass er Essen und Trinken ablehnen darf, auch wenn er dadurch stirbt.
- Auch schwerst Demente, die zum Beispiel nicht mehr sprechen können, können als urteilsfähig betrachtet werden für die Entscheidung: Essen und Trinken = Leben, ja oder nein? Wenn jemand trotz wiederholten Anbieten von üblicherweise geliebten Speisen und Getränken es ablehnt zu essen und zu trinken, ist sein Handeln zu akzeptieren, auch wenn er dadurch stirbt.[9]

Es stellt sich also die Frage: Müssen wir immer alles medizinisch Machbare unternehmen? Ist es wirklich im Sinne der Kranken, wenn wir sie so lange wie nur irgendwie möglich am Leben erhalten? Was braucht ein Sterbender wirklich?

Im Vordergrund sollten eine adäquate und effektive Linderung quälender Symptome, Pflege und Zuwendung stehen. Eine Infusion ist rasch gelegt, eine enterale Ernährungssonde unverzüglich implantiert. Viele glauben, dass es damit getan ist. Jede andere Maßnahme bedeutet einen wesentlich höheren Zeit- und Arbeitsaufwand. Es ist bedrückend zu beobachten, was wir für die Sterbenden tun, ohne dass sie es brauchen, und wie wenig wir das tun, was sie brauchen.

Die PEG

Geschichte der künstlichen Ernährung

Bis zum 19. Jahrhundert waren die Möglichkeiten, einen künstlichen Magenzugang bei Menschen zu legen, welche nicht mehr in der Lage waren, genügend Nahrung zu sich zu nehmen, sehr schmerzhaft. Bereits im 12. Jahrhundert beschrieb ein arabischer Arzt, wie er mithilfe einer Silberkanüle einem an Speiseröhrenkrebs erkranktem Patienten Nahrung zuführte. Im 16. Jahrhundert wurde Leder dazu verwendet, aber etwa erst ab 1800 konnten

---

[9] *Wettstein A.,* Thesen zur Bedeutung der Flüssigkeitszufuhr bei Sterbenden und anderen Patienten, 2000

mithilfe der Erfindung der Vulkanisation aus Gummi bestehende Sonden hergestellt werden, welche auch relativ flexibel waren. 1891 konnte erstmals ein Chirurg namens Witzel eine Sonde durch die Bauchdecke in den Magen legen, die so genannte Witzel-Fistel.

Entscheidende Verbesserungen brachten die Fortschritte in der Kunststoffindustrie (Anfang der 50er Jahre). Diese Kunststoffsonden waren sehr weich, ließen sich gut über die Nase einführen und bewiesen eine sehr gute Langzeitverträglichkeit.

Zu Beginn der 80er Jahre beschäftigten sich mehrere medizinische Arbeitsgruppen in den USA damit, eine einfache und komplikationsarme Methode zu finden, eine Sonde durch die Bauchdecke zu legen, um so Nahrung zuführen zu können. Der entscheidende Durchbruch gelang 1981: das Legen einer Magensonde durch die Bauchdecke mithilfe einer Magenspiegelung, die so genannte PEG.

In der Mitte des 20. Jahrhunderts wurde außerdem, geleitet durch die Erkenntnisse über den Nährstoffbedarf des Menschen, erstmals so genannte „Astronautenkost" hergestellt, welche optimal über Magensonden gegeben werden konnte. Heute wird von der Industrie ein breites Spektrum an Sondenkost angeboten.

Durch die medizinischen und technischen Fortschritte ist die enterale (über den Magen-Darm-Trakt) Ernährung mit Hilfe einer PEG eine einfache Möglichkeit geworden, Patienten ausreichend Nahrung und Flüssigkeit zu verabreichen. Eine Ernährung über PEG ist sogar im häuslichen Bereich durchführbar.

Vorteile

Wenn ein Demenzkranker auf normalen Wege nicht mehr ausreichend Nahrung zu sich nehmen kann, ist die PEG mit Sicherheit die beste Lösung, um ihn enteral zu ernähren. Wenn der Demente an Schluckstörungen leidet, und es ist erkennbar, dass der Wille zum Essen und zum Trinken vorhanden ist, so ist eine PEG-Sonde das Mittel der Wahl. Die Sonde ist relativ einfach und komplikationslos zu legen und verursacht bei guter Pflege der Einstichstelle nur selten Probleme für den Patienten. Der Patient kann bereits wenige

Stunden nach dem Legen der Sonde ernährt werden. Dadurch werden auch
Schäden am Magen (Magengeschwür) und Darm (Zottenatrophie) vermieden. Wenn die Ernährung richtig verabreicht wird, die richtige Menge in der
richtigen Zeit gewählt und die richtige Handhabung der Sondennahrung gewährleistet ist, so kann ein Patient über einen beliebig langen Zeitraum in
dieser Weise ernährt werden. Nach eingehender Schulung kann das Verab-
breichen der Nahrung auch ohne wesentliche Probleme zu Hause durchgeführt werden.

Trotz einer PEG kann der Patient noch ganz normal essen und trinken,
somit ist die PEG eine sinnvolle Ergänzung, um den Nährstoffbedarf sicher-
zustellen. Außerdem können Mangelernährungen durch hochwertige Sondennahrung ausgeglichen werden. Sind die Angehörigen über den Umgang
mit PEG aufgeklärt, können sie dem Patienten weiter die Fürsorge und Zuwendung durch persönliches Esseneingeben zukommen lassen. So bleiben
der mit der Nahrungsaufnahme verbundene Genuss für den Patienten und
der unmittelbare menschliche Kontakt erhalten.

Für eine PEG bei Demenz-Kranken spricht auch, dass damit die Pflege-
umgebung für den Patienten erhalten bleibt. Wenn Angehörige die Gewiss-
heit haben, dass sie dem Patienten über die PEG-Sonde ausreichend Flüssigkeit und Nahrung zuführen können, so trägt dies oft dazu bei, dass sie
bereit sind, die Pflege zu übernehmen. So kann bei vielen Demenz-Patienten
die Heimunterbringung hinausgeschoben oder vermieden werden. Das bedeutet Lebensqualität für den Demenz-Kranken.

Nachteile

Laut Ergebnissen verschiedener Studien ist künstliche Ernährung bei Demenz unethisch.

Dies gründet sich auf folgenden Aussagen:

- Der Beginn künstlicher Ernährung hat wahrscheinlich keine Vorteile
  für Demenzkranke, kann aber ihr Leiden verstärken.
- Da künstliche Ernährung bei Dementen kein validierter Pflegestan-
  dard ist, setzen Pflegeheime, die sie anwenden, sich dem Verdacht

aus, sie täten dies zur Erleichterung der Pflegenden, nicht im Interesse der Patienten.[1]

Hat nun die künstliche Ernährung tatsächlich Nachteile für den Patienten? Wenn durch das Legen einer PEG bei einem Dementen, welcher möglicherweise durch eine zeitintensivere Betreuung genügend essen und trinken würde, Zeit für seine Pflege eingespart werden soll, so ist diese Frage mit „Ja" zu beantworten.

> „Der Druck auf das Pflegepersonal und die Pflegeeinrichtungen ist sehr hoch. Gerade vor dem Hintergrund von Ökonomisierungstendenzen in der Behandlung und der Pflege erscheint die Einleitung einer künstlichen Ernährung aus personellen bzw. finanziellen Gründen oder gar die Forderung einer PEG als zwingende Bedingung für die Heimaufnahme als Verstoß gegen die Menschenwürde dieser Patienten. Nicht die Möglichkeit der künstlichen Ernährung dieser Patienten muss die Hauptforderung sein, sondern die Sicherstellung der natürlichen Nahrungszufuhr."[2]

Zunächst geht der sinnliche Aspekt der Ernährung für den Patienten verloren. Das Riechen und Schmecken der Nahrung, welches durch die künstliche Nahrung für den Dementen nun nicht mehr erfahrbar ist, ist ein Verlust seines Menschseins. So geht ein Stück Lebensqualität zugunsten der physiologischen Überlebensfähigkeit verloren. Die Kommunikation, die bei der Einnahme der Nahrung erfolgt, gerät in Gefahr, reduziert zu werden – ein Verlust sozialen Kontakts.

Durch eine PEG, so glauben einige, könne das Leben eines Dementen wesentlich verlängert werden. Dies würde zwangsläufig eine immer größer werdende Pflegebedürftigkeit bedeuten. Harn und Stuhlgang können nicht mehr kontrolliert werden, durch die immer stärker werdende Bewegungsunfähigkeit wächst die Gefahr von Druckgeschwüren. Wenn der Speichel nicht mehr geschluckt werden kann, muss dieser abgesaugt werden. Es entstehen Kontrakturen an den Gelenken, und die Dementen gehen in eine so genannte embryonale Stellung über. Es ist nicht mehr möglich, ihre Hände zu öffnen, um die Handflächen zu berühren. Kommunikation ist nur noch ganz begrenzt möglich; es ist ein Warten auf den Tod. Wie sehr der Kranke

---

[1] vgl. *Ackermann T.F.*, in: *Wettstein A.*, Thesen zur Bedeutung der Flüssigkeitszufuhr bei Sterbenden und anderen Patienten, 2000

[2] *Oehmichen F.*, Künstliche Ernährung am Lebensende, 2001, S. 12

darunter leidet, kann man nur erahnen. Dieser Zustand des „Dahinvegetieren", ist es, den eigentlich jeder Mensch fürchtet. Nur die Angst vor dem Tod kann evtl. stärker sein als die Angst, so sein Leben beenden zu müssen. Laut Artikeln[3] in amerikanischen Fachmagazinen und dem Ergebnis der Ulmer PEG-Studie[4], bei der lediglich bei 14% der Demenzkranken eine Zustandsverbesserung durch die künstliche Ernährung feststellbar war, scheint es sogar so zu sein, dass es keinerlei Vorteile für Demenzkranke im Endstadium durch eine Sondenernährung gibt. Weder die Mangelernährung noch das Verhindern einer Aspirationspneumonie oder eine deutliche Lebensverlängerung könnten mit künstlicher Ernährung erreicht werden. Es wird erwähnt, dass Demenzkranke mit einer sehr geringen Zufuhr an Kalorien und Flüssigkeit noch Monate bis Jahre überlebt hätten.[5] Besonders das Problem der oft notwendigen Fesselung der Patienten, welche sich die Sonde mit Gewalt entfernen wollen, wird immer wieder erwähnt.

> Zusammenfassend empfehlen die Daten, die im letzten Jahrzehnt gesammelt wurden, dass PEG-Sonden nicht nötig sind, um Leiden zu verhindern, und sogar Leiden verursachen können.[6]

Das Problem besonders der amerikanischen Studien ist, dass sie vom wissenschaftlichen Standpunkt nicht einwandfrei sind. Wissenschaftlich nicht einwandfrei bedeutet, dass nicht eindeutig zu erkennen ist, ob die Patienten mit Sonde morbider (kränker) als diejenigen ohne Sonde waren, welche den selben Schweregrad der Demenz hatten. Ebenso muss man erwähnen, dass jene Studien, welche keine Vorteile für die Betroffenen erkennen ließen, bereits im Jahre 1966 begannen. Deshalb muss bedacht werden, dass die Entwicklung und Einführung neuer Materialien sowie die resultierende Veränderungen der Applikationstechniken von Nahrungssonden eventuell doch zu klinischen Verbesserungen geführt haben mögen, die sich noch nicht in der Literatur entsprechend niedergeschlagen haben.[7] Aller-

---

[3] *Ina Li*, Feeding Tubes in Patients with Severe Dementia, 9. Juli 2002

[4] *Scheppach B, Moehrer C, Can H, et al.*, Enterale Ernährung von Demenzpatienten über PEG, 1999

[5] *Lewis L.*, Should Patients with Advanced Dementia Be Tube Fed?, 4. Juli 2002

[6] o.A., Tube feedings not always best option in severe dementia, 2. Juli 2002

[7] vgl. Kolb G; Rechtliche und ethische Aspekte der Sondenernährung älterer Patienten mit fortgeschrittener Demenz, 2001, S. 7-12

dings sind die Studien, welche belegen sollen, dass Sondenernährung bei Demenzkranken einen Nutzen hat[8], ebenso nicht verwertbar, da sie in keinem einzigen Fall speziell auf die Dementen ausgerichtet sind.

Komplikationen

Da die Sonde für den Körper einen Fremdkörper darstellt, können selbstverständlich Komplikationen entstehen. Allerdings ist die Komplikationsrate durch die Sonde bei einer optimalen Pflege relativ niedrig.

Solche Komplikationen können sein: Infektionen an der Sondeneinstichstelle, Verrutschen der Sonde, Bauchfellentzündung. Auch Komplikationen bzw. Defekte an der Sonde (z.B. Knickstellen, Verstopfung) sind möglich, aber bei einer guten Versorgung kaum zu erwarten.

Die häufigsten Probleme kommen eher im Magen-Darm-Trakt vor. Hierbei handelt es sich um Übelkeit, Erbrechen, Durchfälle und Blähungen. Diese Nebenwirkungen können durch kontinuierliche Zufuhr mit einer Ernährungspumpe erheblich gesenkt werden. Außerdem gibt es auch die Möglichkeit, unterschiedliche Sondenkost bzw. Medikamente zu verabreichen, welche dann evtl. diese Beschwerden lindern.

Die am meisten gefürchtete Komplikation ist die Aspiration (Verschlucken) von Mageninhalt und die dadurch entstehende Aspirationspneumonie. Bei der Aspiration gelangen während des Einatmens flüssige oder feste Stoffe in die Atemwege und verlegen diese teilweise oder komplett. Dies führt dann häufig zu einer Lungenentzündung, welche, falls sie nicht rechtzeitig mit Antibiotika behandelt wird, zum Tode führen kann. Die Ursache ist meist eine Magenentleerungsstörung, d.h. die Sondennahrung wird vom Magen nicht weitertransportiert, es kommt zu einem Reflux oder Erbrechen. Dieses Problem kann ebenfalls weitgehend durch langsame, kontinuierliche Zufuhr durch eine Pumpe und Verabreichung im Sitzen oder durch Oberkörperhochlagerung während und nach der Verabreichung vermieden wer-

---

[8] *Honneth J, Nehen H.G.*, PEG-effiziente Methode für die enterale Langzeiternährung, 1990, 10, 56-61

Hasan M., et al., Percutaneous Endoscopic Gastrostomy in Geriatric Patients: Attitudes of Health Care Professionals, 1995, 326-331

den. Außerdem kann auch regelmäßig eine Aspirationsprophylaxe durchgeführt werden. Hierbei wird die Nahrungszufuhr unterbrochen und nach 30 Minuten der Mageninhalt abgezogen. Können mehr als 50% der verabreichten Stundenmenge abgezogen werden, so müssen die Ernährungszufuhr gestoppt und der Arzt informiert werden. Allerdings deuten amerikanische Studien[1] eher darauf hin, dass die Gefahr der Aspirationspneumonie durch Ernährungssonden nicht reduziert werden kann.

Juristische Aspekte

Einleitung

Die PEG zählt zu den invasiven chirurgischen Verfahren. Wie bei anderen invasiven Maßnahmen der Therapie muss jeder Patient über diese informiert werden und diesen zugestimmt haben. In der Fachsprache nennt man dies einen „informed consent". Gesetzliche Bestimmungen über die Aufklärung bzw. die Einwilligung in ärztliche Maßnahmen gibt es in Deutschland nicht. Allerdings sind von der Rechtssprechung Anhaltspunkte für das Vorgehen aufgezeigt:

„Eine Aufklärung sollte enthalten:
- Erläuterung des Befundes und der Diagnose,
- Erörterung des Wesens und des Umfangs des Eingriffs,
- Darstellung von alternativen Behandlungsverfahren und deren Vor- und Nachteilen,
- Erläuterung des Risikos bei Nichtdurchführung der ärztlichen Maßnahmen"[1]

Zwei weitere Grundpfeiler für den Umgang mit Patienten, die sich im Krankenhaus außerhalb einer Notfallsituation befinden, sind aus ethischer und rechtlicher Sicht:

---

[1] *Ina Li*, Feeding Tubes in Patients with Severe Dementia, 9. Juli 2002
[1] *Wetterling T., Neubauer H., Neubauer W.*, Gutachterliche Fragestellungen in der Gerontopsychiatrie, Demenz, 1996, S. 354

- Jeder erwachsene Patient, der die Folgen seiner Entscheidung kompetent abwägen kann, hat das Recht, Maßnahmen abzulehnen, auch wenn diese Ablehnung dazu führt, dass dadurch das eigene Leben erheblich gefährdet ist bzw. nicht mehr verlängert werden kann.

- Bei nicht willensfähigen (volljährigen) Patienten bringt der in Fragen der Gesundheitsfürsorge gesetzlich bestimmte Betreuer oder der dazu vom Patienten eingesetzte Bevollmächtigte den Willen des Patienten zum Ausdruck.[2]

Bei einer Demenz im Spätstadium ist normalerweise davon auszugehen, dass der Patient nicht mehr in der Lage ist, einen Willen zu bilden und die Tragweite von Entschlüssen und deren Auswirkungen zu erfassen.

Der Betreuer

Ein Betreuer ist eine vom Vormundschaftsgericht eingesetzte Person, die Entscheidungen in persönlichen Angelegenheiten für den Patienten trifft, wenn dieser zum Beispiel aus gesundheitlichen Gründen nicht mehr selbst zu einer Willensäußerung in der Lage ist.[1]

„Das Prinzip der Betreuung besteht darin, den Demenzkranken zu helfen, dabei jedoch verbliebene Fähigkeiten zur Selbstbestimmung soweit als möglich zu achten und Wünsche hinsichtlich der Person des Betreuers und der Durchführung der Betreuung zu erfüllen. Dieses Selbstbestimmungsrecht findet seine Grenzen, wenn die Wünsche der Demenzkranken ihrem Wohl entgegenstehen."[2]

Im Normalfall ist ein Betreuer einer der nächsten Angehörigen, wenn er dazu bereit ist, außer das Vormundschaftsgericht hält ihn für ungeeignet. Wenn dies der Fall ist, wird ein Berufsbetreuer bestimmt. Der Betreuer muss also im Sinne des Betreuten handeln, nicht sein Wille darf die Grundlage der Entscheidungen sein, sondern der mutmaßliche Wille des Betreuten. Das heißt, der Betreuer kann den vom Arzt als notwendig erachteten Eingriff

---

[2] vgl. *Schmidt K-W., Verrel T.* ,Wer soll des Patienten Stimme sein, 1999, S. 842-844
[1] vgl. *Arbeitsgruppe „Sterben und Tod" der Akademie für Ethik in der Medizin e.V.,* Patientenverfügung, Betreuungsverfügung, Vorsorgevollmacht, 1998
[2] *Deutsche Alzheimer Gesellschaft,* Informationsblatt 9, Das Betreuungsrecht, 2000

ablehnen, wenn er dafür sachliche Gründe vorlegen kann, die für eine Ablehnung im Sinne des Betreuten sprechen (z.b. durch eine Patientenverfügung). Liegt allerdings keine sachliche Begründung vor, liegt hierin eine
Pflichtwidrigkeit, die zur Entlassung des Betreuers durch das Vormundschaftsgericht führen kann.[3]

> „Können Demenzkranke ihre Wünsche nicht mehr äußern (z.b. hinsichtlich der
> Frage, ob eine PEG gelegt werden soll), ist der Betreuer hinsichtlich der Wün-
> sche der Betreuten auf Vermutungen angewiesen, welche sich am Wohl der De-
> menzkranken zu orientieren haben. Hierbei muss er sich um eine Beurteilung aus
> der Sicht der Demenzkranken bemühen. Hilfreich kann ein Patiententestament
> oder eine Betreuungsverfügung sein. Die Lebensplanung der Betroffenen muss
> respektiert und gefördert werden, auch wenn sie für einen Nichtdementen unver-
> ständlich ist. Dies bedeutet, dass der Betreuer sich intensiv auch mit der medizi-
> nischen Notwendigkeit und den Konsequenzen einer solchen Maßnahme ausei-
> nandersetzen muss."[4]

Selbst die engsten Verwandten, sprich Ehegatten, Kinder oder Geschwis-
ter, haben ohne eine gerichtliche Betreuung keine Möglichkeit, über die Behandlung bzw. Nichtbehandlung eine Entscheidung zu fällen, d.h. das Einverständnis für bestimmte Maßnahmen zu geben.

[handwritten marginal note: Angehörige müssen Betreuung anstreben (!)]

Grundlagen der Bundesärztekammer zur ärztlichen Sterbebegleitung

Am 11. September 1998 wurden die neuen Grundsätze der Bundesärztekammer (BÄK) zur ärztlichen Sterbebegleitung beschlossen. In der Präam-
bel dieser Richtlinien werden die Aufgaben des Arztes festgelegt:

> „Aufgabe des Arztes ist es, unter Beachtung des Selbstbestimmungsrechtes des
> Patienten Leben zu erhalten, Gesundheit zu schützen und wiederherzustellen so-
> wie Leiden zu lindern und Sterbenden bis zum Tod beizustehen.

> Die ärztliche Verpflichtung zur Lebenserhaltung besteht jedoch nicht unter allen
> Umständen. Es gibt Situationen, in denen sonst angemessene Diagnostik und
> Therapieverfahren nicht mehr indiziert sind, sondern Begrenzung geboten sein

---

[3] vgl. *Rieger H.J.,* Zwangsernährung in der Altenpflege, 1993, S. 1908-1909
[4] *Deutsche Alzheimer Gesellschaft,* Informationsblatt 9, Das Betreuungsrecht, 2000

kann. Dann tritt palliativ-medizinische Versorgung in den Vordergrund. Die Entscheidung hierzu darf nicht von wirtschaftlichen Erwägungen abhängig gemacht werden.

Unabhängig von dem Ziel der medizinischen Behandlung hat der Arzt in jedem Fall für eine Basisbetreuung zu sorgen. Dazu gehören u.a.: menschenwürdige Unterbringung, Zuwendung, Körperpflege, Lindern von Schmerzen, Atemnot und Übelkeit sowie Stillen von Hunger und Durst."[1]

Das bedeutet konkret: Der Arzt muss entscheiden, ob eine PEG notwendig ist oder nicht, seine Aufgabe ist eben auch, Hunger und Durst zu stillen, vorausgesetzt der Patient empfindet diese Bedürfnisse. Er ist nicht dazu verpflichtet, Leben um jeden Preis zu erhalten. Wenn Therapie und Diagnostik nicht mehr angezeigt sind, soll eine palliativ-medizinische Versorgung beginnen.

Weiter ist im Kapitel „Ärztliche Pflichten bei Sterbenden" vermerkt:

„Maßnahmen zur Verlängerung des Lebens dürfen in Übereinstimmung mit dem Willen des Patienten unterlassen oder nicht weitergeführt werden, wenn diese nur den Todeseintritt verzögern und die Krankheit in ihrem Verlauf nicht mehr aufgehalten werden kann. Bei Sterbenden kann die Linderung des Leidens so im Vordergrund stehen, dass eine möglicherweise unvermeidbare Lebensverkürzung hingenommen werden darf. Eine gezielte Lebensverkürzung durch Maßnahmen, die den Tod herbeiführen oder das Sterben beschleunigen sollen, ist unzulässig und mit Strafe bedroht."[2]

Es dürfen zwar keine Maßnahmen unternommen werden, an denen der Patient direkt versterben würde, aber lebensverlängernde Maßnahmen dürfen unterlassen werden. Nun stellt sich die Frage: Ist das Zuführen von Sondennahrung eine dieser Maßnahmen, die unterlassen werden kann, oder muss der Patient ernährt werden?

[1] *Beleites E.*, Sterbebegleitung, Wegweiser für ärztliches Handeln, 1998
[2] *Beleites E.*, Sterbebegleitung, Wegweiser für ärztliches Handeln, 1998

Gerichtsurteile

Momentan besteht Rechtsunsicherheit. Ursache sind eine Reihe widersprüchlicher Urteile. Dies ist einmal der so genannte „Kemptner Fall" (Urteil des Bundesgerichtshofes vom 13. September 1994, Aktenzeichen: 1 StR357/94). Hier ging es um die Genehmigung zum Abbruch von künstlicher Ernährung bei einer 70-jährigen Frau, welche durch eine Reanimation irreversibel zerebral geschädigt war. Die Frau konnte aufgrund der Schädigung des Gehirns nicht mehr geheilt werden und war somit ein Schwerstpflegefall, sie konnte aber durch die künstliche Ernährung noch auf unbestimmte Zeit am Leben erhalten werden, der Sterbeprozess hatte damit noch nicht begonnen. Das Gericht genehmigte damals den Abbruch mit der Begründung:

1. Bei einem unheilbar erkrankten, nicht mehr entscheidungsfähigen Patienten kann der Abbruch einer ärztlichen Behandlung oder Maßnahme ausnahmsweise auch dann zulässig sein, wenn die Voraussetzungen der von der Bundesärztekammer verabschiedeten Richtlinien für die Sterbehilfe nicht vorliegen, weil der Sterbevorgang noch nicht eingesetzt hat. Entscheidend ist der mutmaßliche Wille des Kranken.

2. An die Voraussetzungen für die Annahme eines mutmaßlichen Einverständnisses sind strenge Anforderungen zu stellen. Hierbei kommt es vor allem auf frühere mündliche oder schriftliche Äußerungen des Patienten, seine religiöse Überzeugung, seine sonstigen persönlichen Wertvorstellungen, seine altersbedingte Lebenserwartung oder das Erleiden von Schmerzen an.

3. Lassen sich auch bei der gebotenen sorgfältigen Prüfung konkrete Umstände für die Feststellung des individuellen mutmaßlichen Willens des Kranken nicht finden, so kann und muss auf Kriterien zurückgegriffen werden, die allgemeinen Wertvorstellungen entsprechen. Dabei ist jedoch Zurückhaltung geboten; im Zweifel hat der Schutz menschlichen Lebens Vorrang vor persönlichen Überlegungen des Arztes, eines Angehörigen oder einer anderen beteiligten Person.

Zur Genehmigung des Abbruchs muss laut Urteil des Bundesgerichtshofs grundsätzlich ein Vormundschaftsgericht eingeschaltet werden.

Das zweite Gerichtsurteil, ist das so genannte „Frankfurter Urteil" (OLG; Aktenzeichen: 20 W 224/98). Hier hat sich das Oberlandesgericht Frankfurt in einem betreuungsrechtlichen Verfahren der Sichtweise des Bundesgerichtshofes angeschlossen und erkannt, dass der Abbruch lebenserhaltender Maßnahmen durch das Vormundschaftsgericht genehmigt werden kann, wenn dies dem zuvor geäußerten oder dem mutmaßlichen Willen eines im Koma liegenden Patienten entspricht und ein bewusstes und selbstbewusstes Leben nicht mehr zu erwarten ist. Zusammenfassend heißt das konkret: Beide Gerichte hatten es im Falle von betreuten Personen, die bereits seit Jahren mit einer PEG-Sonde ernährt wurden, für zulässig erachtet, dass die Durchführung der künstlichen Ernährung eingestellt wird, nach entsprechender vormundschaftsgerichtlicher Genehmigung analog § 1904 BGB – sofern dies dem mutmaßlichen oder geäußerten Willen des Patienten entspricht.

Das Amtsgericht Ingolstadt geht in diesem Sinne einen Schritt weiter, indem es die Erfordernis einer vormundschaftsgerichtlichen Genehmigung statuiert für den Fall, dass ein Betreuer sich weigert, seine Zustimmung zum Legen einer Magensonde zu erteilen. Die Überlegungen des Amtsgerichts Ingolstadt verdienen Zustimmung. In der Tat handelt es sich bei dem Anlegen einer PEG-Sonde um einen chirurgischen Eingriff, der gründlich bedacht werden sollte. Bereits an dieser Stelle ist betreuerseits zu entscheiden, ob eventuell einem natürlichen Krankheitsverlauf entgegen getreten wird oder nicht.

Das operative Anlegen einer PEG-Sonde erschwert es bei den verschiedenartigsten Erkrankungen dem Menschen, einen natürlichen Tod zu sterben. Weder der Bundesgerichtshof in Strafsachen noch das Oberlandesgericht Frankfurt hätten eine Entscheidung im Falle der beiden Betreuten fällen müssen, wenn zuvor im Zuge von deren Behandlung überlegt worden wäre, ob es überhaupt angezeigt ist, bei den betreffenden Patienten eine Ernährung mittels einer Magensonde herbeizuführen.

Gerichte sollten also in geeigneten Fällen, d. h. wenn ein geäußerter oder mutmaßlicher entsprechender Wille eines Betroffenen ermittelbar ist, zukünftig bereits an dieser Stelle mit der Kontrolle einsetzen.[1]

Wer annahm, man habe durch diese Urteile eine sichere Grundlage für zukünftige Entscheidungen, der lag falsch. Denn etwa ein halbes Jahr nach der Frankfurter Entscheidung ereignete sich in München ein ähnlicher Fall. Wieder ging es um die Einstellung der künstlichen Ernährung. Diesmal fiel das Urteil aber anders aus. Sowohl das erstinstanzliche zuständige Amtsgericht als auch das Landgericht München als Beschwerdeinstanz hielten sich nicht für entscheidungsbefugt (Beschluss vom 18.2.99, AZ 13 T 478/99) und widersprachen damit der Rechtsansicht des OLG Frankfurt.[2]

Das Landgericht München stützt sich dabei auf zwei Argumente:

1. Bei der Entscheidung, sterben zu wollen, handele es sich um eine höchst persönliche Angelegenheit, die auf einen Betreuer nicht übertragen werden könne.

2. Eine analoge Anwendung des § 1904 BGB könne entgegen der Auffassung des Bundesgerichtshofes in Strafsachen und des Oberlandesgerichtes Frankfurt nicht in Betracht gezogen werden. § 1904 BGB regele einen ärztlichen Heileingriff mit dem Risiko des Todes. Hiervon zu unterscheiden sei ein ärztlicher Eingriff mit dem Ziel des Todes.

Interessant ist vor allem der erste Punkt der Entscheidung. So meint das LG München, auch deshalb nicht über den Antrag des Betreuers entscheiden zu müssen, „weil der von ihm beabsichtigte Abbruch der Ernährung des Betroffenen mit dem Ziel des Todes nicht von seinem Aufgabenkreis (...) gedeckt ist." Das Sterbenlassen habe nichts mit Gesundheitsfürsorge zu tun.

Damit sei der rechtlichen Problematik Genüge getan. Eines wird deutlich, nämlich in welcher schwierigen rechtlichen Situation sich der Arzt befindet. Egal wie er handelt, er hat vom Gesetz her niemals die Sicherheit, dass er sich für seine Entscheidung, keine künstliche Nahrung zu verabreichen bzw. die Sondenernährung abzubrechen, nicht doch vor Gericht wird rechtfertigen müssen und evtl. sogar verurteilt wird, selbst wenn er zur Er-

---

[1] vgl. *Meier S.,* Patiententestament und Betreuungsverfügung, 2001, 7. Februar 2002
[2] vgl. *Schmidt K-W., Verrel T.* ,Wer soll des Patienten Stimme sein, 1999, S. 842-844

mittlung des mutmaßlichen Willens alles Nötige getan hat. Ergänzend hierzu noch das Fazit eines Artikels in der Fachzeitschrift „Der Anästhesist":

> „In der derzeit unklaren rechtlichen Situation sind Ärzte, Betreuer und Bevollmächtigte zur Vermeidung von Strafbarkeitsrisiken nach wie vor gut beraten, wenn sie vor einer beabsichtigten Einstellung der künstlichen Ernährung die – wie auch immer ausfallende – Entscheidung des zuständigen Vormundschaftsgerichts einholen."[3]

Remedia ordinaria und extraordinaria

Wo sind nun die Grenzen der ärztlichen Behandlungspflicht? Welche Maßnahmen gehören zu den „gewöhnlichen" (remedia ordinaria) und welche zu den „außergewöhnlichen Mitteln" (remedia extraordinaria)?

Zu den gewöhnlichen Mitteln, auf die der Kranke in jeder Situation einen Anspruch hat, zählen Körperpflege, natürliche Ernährung, Schmerztherapie und psychische ärztliche Betreuung. Zu den außerordentlichen Mitteln die Methoden der Intensivmedizin wie Beatmung, Kreislaufunterstützung, Hämodialyse. Mit dem Verzicht auf eine Behandlung im Sinne der „passiven Euthanasie" sind in erster Linie diese remedia extraordinaria gemeint. Bereits Papst Pius XII. hat in einer Stellungnahme anlässlich eines Anästhesiekongresses im Jahre 1957 namens der katholischen Kirche eine Differenzierung zwischen gewöhnlichen und außergewöhnlichen Mitteln vorgenommen und mit Bezug auf die künstliche Beatmung festgestellt, der Anästhesist sei nicht in jedem Fall verpflichtet, sie anzuwenden, da diese Behandlungsmethoden über die gewöhnlichen Mittel, deren Anwendung verpflichtend sind, hinausgehen.[1]

Zu welchen Mitteln zählt aber nun die künstliche Ernährung? Diese Frage ist sehr bedeutend, da sie entscheidet, ob das Unterlassen von künstlicher Ernährung aktive oder passive Sterbehilfe bedeutet. Aktive Sterbehilfe ist in Deutschland gesetzlich verboten und wird auch in den Richtlinien zur Sterbehilfe der Bundesärztekammer eindeutig abgelehnt. Wie umstritten die ak-

---

[3] *Schmidt K-W., Verrel T.* ‚Wer soll des Patienten Stimme sein, 1999, S. 842-844
[1] vgl. *Opderbecke H., Weissauer W.,* Grenzen der ärztlichen Behandlungspflicht bei irreversibler Bewusstlosigkeit, in: Anästhesiologie & Intensivmedizin, 1996, S. 42-49

tive Sterbehilfe in der Öffentlichkeit ist, zeigt die Debatte um das Euthana-
siegesetz in Holland.

Wie sieht nun die Bundesärztekammer dieses Problem? Ausdrücklich
schreiben die Richtlinien der Bundesärztekammer schließlich bei lebensbe-
drohender Schädigung ein Recht auf Behandlung, Pflege und Zuwendung
fest, ggf. inbegriffen eine künstliche Ernährung. Dies gilt selbstverständlich
auch für sog. Wach-Koma-Patienten, die damit unter besonderen Schutz gestellt werden. Die Basisbetreuung billigt jedem Patienten unabhängig von
der Phase des Sterbeprozesses menschenwürdige Unterbringung, Zuwendung, Körperpflege, Lindern von Schmerzen, Atemnot und Übelkeit sowie
das Stillen von Hunger und Durst zu. Wohl wissend, dass es sich bei Hunger
und Durst um subjektive Empfindungen handelt, deren allmähliches Nach-
lassen bekannt ist, verzichtete man an dieser Stelle bewusst auf den Begriff
Ernährung. Die Verpflichtung zur „Ernährung" in jedem Falle würde bedeuten, dass niemand mehr zu Hause, sondern nur noch auf der Intensivstation
sterben könnte. Zudem stellt besonders für alte und sterbende Menschen
Nahrungs- und Flüssigkeitszufuhr oftmals eine unerträgliche Belastung dar,
die man in solchen Fällen nicht vorschreiben darf.[2] Die logische Konsequenz
wäre, dass die Ernährung über eine PEG-Sonde, wenn der Betroffene nicht
unter Hunger und Durst leidet, ein „außergewöhnliches Mittel" darstellt?

übernehmen

Stellungnahme der Deutschen Hospiz Stiftung zum Entwurf der Richtlinien der Bundesärztekammer zur ärztlichen Sterbebegleitung

„Zur ,lebenserhaltenden Therapie' gehört laut Richtlinienentwurf auch die so
genannte ,künstliche Ernährung'. Die Fachliteratur versteht darunter die enterale
Ernährung durch eine Magensonde beziehungsweise die parenterale Ernährung
durch Infusionen. Diese ,künstliche Ernährung' wird nicht mehr zur ,Basis-
betreuung' gezählt, die allen Menschen unabhängig von der Behandlung und ihrem Ziel zugesichert wird. Wird die ,künstliche Ernährung' also eingestellt, wie
es laut Entwurf bei vormundschaftsgerichtlicher Genehmigung oder bei
mutmaßlicher Einwilligung vorgesehen ist, so tritt der Tod innerhalb kurzer Zeit
durch diese Unterlassung ein. Dieses Vorgehen ist für uns (Deutsche Hospiz

---

[2] *Beleites E.,* Sterbebegleitung, Wegweiser für ärztliches Handeln, 1998

diese Unterlassung ein. Dieses Vorgehen ist für uns (Deutsche Hospiz Stiftung) nicht vertretbar. In diesem Fall muss von einer bewussten Herbeiführung des Todes durch Unterlassen ausgegangen werden. Dies kommt in der praktischen Konsequenz einer ‚Tötung auf vermutetes Verlangen' gleich. Das Strafgesetzbuch stellt aber bereits die ‚Tötung auf Verlangen' einwilligungsfähiger Menschen unter Strafe. Schon vor diesem rechtlichen Hintergrund ist das Vorgehen, das in der Richtlinie vorgeschlagen wird, nicht annehmbar.

Zudem irritiert die im Kommentar von Professor Beleites vorgebrachte Begründung. Demnach würde eine Verpflichtung zur Ernährung in jedem Fall beinhalten, dass niemand mehr zu Hause, sondern nur noch auf der Intensivstation sterben könne. Tatsache ist jedoch, dass in Deutschland täglich zehntausende Menschen ambulant, d. h. auch in ihrer Lebensumgebung, per Sondennahrung ernährt werden, gegebenenfalls bis zu ihrem Tod. Wir sind der Auffassung, dass zur Basisversorgung einwilligungsunfähiger Sterbender die künstliche Ernährung gehören kann. Ein Entzug der künstlichen Ernährung bei Menschen, die sich nicht in der akuten Sterbephase befinden, kommt insbesondere bei einwilligungsunfähigen Patienten einer Tötung auf vermutetes Verlangen gleich. Die dem OLG Frankfurt folgende Aufweichung des Lebensschutzes bei einwilligungsunfähigen, lebensbedrohlich erkrankten Patienten lehnen wir entschieden ab.“[1]

Hier stellt sich natürlich wiederum die Frage: Wann beginnt die akute Sterbephase bei Demenzkranken?

Ein weiteres Argument gegen das Unterlassen von künstlicher Ernährung ist laut Stiftung der Schutz des Einzelnen vor Fremdbestimmung, Willkür und Kostendruck. Gerade dann, wenn Angehörige oder Ärzte bei Schwerstkranken über den Einsatz oder den Abbruch der Sondennahrung entscheiden dürfen, besteht die Gefahr, dass Eigeninteressen die Entscheidung beeinflussen. Es könne nicht angehen, dass Erben über den Zeitpunkt des Ablebens ihrer Verwandten entscheiden dürfen.[2]

In ihrem Neun-Punkte-Katalog für menschliche Zuwendung statt Euthanasie bringt die Deutsche Hospiz Stiftung ferner folgendes wichtiges Argument, welches bei einer Entscheidung „für" oder „gegen" künstlicher Ernährung genauestens überprüft werden sollte.

---

[1] *Deutsche Hospiz Stiftung,* Stellungnahme der Deutschen Hospiz Stiftung zum zweiten Entwurf einer "Richtlinie der Bundesärztekammer zur ärztlichen Sterbebegleitung", 1998, 8. Februar 2002
[2] vgl. *Deutsche Hospiz Stiftung,* Texte können töten: Pläne des Bundesausschusses der Ärzte und Krankenkassen, 2001, 8. Februar 2002

„Auch wird die Hemmschwelle gegenüber vermeintlichen Mitleidstötungen gesenkt (durch Legalisierung von Euthanasie). Die Qualen eines Menschen mit ansehen zu müssen, ohne helfen zu können, führt oft nicht zu echtem Mit-Leid, sondern konfrontiert die Personen im Umfeld des Kranken mit ihrer eigenen Unfähigkeit, den Zustand des Leidenden zu akzeptieren und mit zu ertragen. Aktive Sterbehilfe[3] ist hier nur Schein-Ausweg."

Möglichkeiten der Entscheidungsfindung

„ Gerade in kritischen Lebenssituationen wird neben der bloßen Aufklärung eine Beratung zum weiteren Weg immer wichtiger. Derartige Gespräche in kritischen Situationen und am Ende des Lebens, zur Therapie im Allgemeinen und zur Ernährung im Besonderen, sind ohne genaue Analyse der individuellen Situation und ohne klaren eigenen Standpunkt dazu, was geboten und was verzichtbar ist, unmöglich. Argumentiert man mit der Einleitung künstlicher Ernährung als notwendigem Mittel gegen das Verhungern, ist der psychische Druck auf alle Beteiligten erheblich."[1]

Zur Verdeutlichung: Gegen die ethischen Grundsätze einer Aufklärung wird verstoßen, wenn auf den Entscheidungsträger Druck ausgeübt wird, z.B. durch Drohen, der Patient werde bzw. dürfe nicht verhungern oder verdursten. Eine objektive und für den Betroffenen angemessene Entscheidungsfindung ist somit nicht mehr möglich.

Wer entscheidet nun darüber, ob eine PEG gelegt wird?

Hier gibt es fünf verschiedene Möglichkeiten.

1. Der Arzt/die Ärztin trifft alle Entscheidungen. Diese Regelung wird aber in der Regel nicht angewandt. Denn dies würde voraussetzen, dass eine PEG eine Notfallmaßnahme darstellt, bei der nicht auf eine Entscheidung des Vormundschaftsgericht gewartet werden kann. Mit wirksamen Alternativen wie Venenfusion oder

---

[3] Wobei das Unterlassen von künstlicher Ernährung nach derzeitiger Rechtssprechung als passive Sterbehilfe bezeichnet wird und somit nicht strafbar ist (Kommentar des Verfassers).

[4] *Deutsche Hospiz Stiftung,* Neun-Punkte-Katalog für menschliche Zuwendung statt Euthanasie, o.J.

[1] *Oehmichen F.,* Künstliche Ernährung am Lebensende, Dortmund, 2001, S. 20

transnasaler Sonde (Magensonde, welche durch die Nase einge-
führt wird) kann problemlos die Entscheidung eines Betreuers
bzw. des Gerichts abgewartet werden.

2. Falls eine Betreuung eingerichtet wurde, entscheiden Ärztin/Arzt
und Betreuer gemeinsam. Dies ist in der Praxis auch der Normalfall und wird am häufigsten angewandt.

3. Verweigert der Betreuer das Einverständnis, entscheidet das Vormundschaftsgericht. Dies ist vor allem dann der Fall, wenn der
Arzt der Meinung ist, die Ablehnung des Betreuers sei nicht im
Sinne des Patienten, oder wenn eine bereits begonnene künstliche
Ernährung abgebrochen werden soll. Evtl. kann das Vormundschaftsgericht auch eingeschaltet werden, wenn beide Parteien un-
schlüssig sind, ob die Verweigerung rechtens ist.

4. Wenn die betreffende Person vor Beginn ihrer Erkrankung bzw.
Einwilligungsunfähigkeit in einer Patientenverfügung eindeutig zu
dieser Frage Stellung genommen hat, kann dieser *living will* für alle Aktionen im Bereich von medizinischer Behandlung und Pflege
als verbindlich gelten. Dies ist auch in den Richtlinien zur Bundesärztekammer so festgelegt. Es ist in der Praxis allerdings noch
sehr selten, dass Patienten eine Patientenverfügung mitbringen.
Und wenn, so sind diese nicht eindeutig verfasst, sodass der Arzt
wieder keine eindeutige Grundlage für seine Entscheidung hat.
Zwar propagieren Fachzeitschriften immer öfter, die Möglichkeit
der Patientenverfügung auszunutzen, aber gerade die Generatio-
nen, zu denen Demenzkranke in der Regel zählen, sind noch sehr
selten im Besitz einer gültigen Patientenverfügung.

5. Eine Möglichkeit besteht darin, dass für eine bestimmte Behand-
lungssituation eine Entscheidung erst nach ausführlicher Diskussion im Behandlungsteam unter Einbeziehung der Angehörigen und
Berücksichtigung möglicherweise bekannter Äußerungen der Person getroffen wird. In diesem Fall spricht man von „proxy consent" d.h. stellvertretende Einwilligung oder Zustimmung aufgrund der Meinung von Außenstehenden, z.B. von Angehörigen.
Die Bundesärztekammer meint dazu:

„Liegen weder vom Patienten noch von einem gesetzlichen Vertreter oder einem Bevollmächtigten Erklärungen vor oder können diese nicht rechtzeitig eingeholt werden, so hat der Arzt so zu handeln, wie es dem mutmaßlichen Willen des Patienten in der konkreten Situation entspricht. Der Arzt hat den mutmaßlichen Willen aus den Gesamtumständen zu ermitteln. Eine besondere Bedeutung kommt hierbei einer früheren Erklärung des Patienten zu. Anhaltspunkte für den mutmaßlichen Willen des Patienten können seine Lebenseinstellung, seine religiöse Überzeugung, seine Haltung zu Schmerzen und zu schweren Schäden in der ihm verbleibenden Lebenszeit sein. In die Ermittlung des mutmaßlichen Willens sollen auch Angehörige oder nahestehende Personen einbezogen werden."[2]

Diese Entscheidung sollte dokumentiert und von allen Beteiligten unterzeichnet werden. Sie muss von Situation zu Situation neu überprüft werden, jedenfalls wenn sich schwerwiegende Änderungen ergeben. Eine derartige kontext- und situationsgefundene Teamentscheidung nimmt alle Beteiligte in die Verantwortung und entlastet die medizinische Profession vom Vorwurf der passiven Euthanasie (Unterlassung einer medizinisch gebotenen Maßnahme), wenn auf die künstliche Ernährung verzichtet wird.

Die zuletzt genannte Möglichkeit lässt vor allen Dingen auch die Einbeziehung von Angehörigen zu, denn diese sind es ja letztendlich, welche die Konsequenzen einer solchen Entscheidung mitzutragen haben, besonders wenn sie die häusliche Pflege übernehmen.[3]

Ermittlung des mutmaßlichen Willens

Im vorhergehenden Kapitel wurden bereits zwei Möglichkeiten aufgeführt, um den mutmaßlichen Willen des Patienten zu ermitteln. Wie bereits erwähnt sind Patientenverfügungen, Vorsorgevollmachen und Betreuungsverfügungen bei älteren Patienten eher die Ausnahme, und oft wurde auch diese Thematik innerhalb der Familie nicht abgesprochen, solange der Betroffene

---

[2] *Beleites E.,* Sterbebegleitung, Wegweiser für ärztliches Handeln, 1998
[3] vgl. *Jesper M.,* Künstliche enterale Ernährung pflegebedürftiger Demenzkranker, S. 83-130

noch im Besitz seiner Entscheidungsfähigkeit war. Gibt es nun die Möglichkeit, den Willen eines verwirrten Menschen zu deuten? Auch hierzu gibt es
unterschiedliche Meinungen.

In einem Artikel einer Fachzeitschrift wird folgendermaßen Stellung be-
zogen:

> „Es ist sicherlich umstritten, ob die bei fortgeschrittener Demenz oftmals vorge-
> fundene Trink- und Nahrungsverweigerung als eine nonverbale Willensäußerung
> des Patienten gegen eine Sondenapplikation verstanden werden muss. Ein prag-
> matischer Vorschlag ist, die zumeist exsikkierten Patienten für einige Tage per
> Infusionsbehandlung in einen optimalen Hydratationszustand zu bringen, gleich-
> zeitig muss durch das häufige Anreichen von Speisen und Getränken im Zu-
> sammenhang mit einer basalen Stimulation des Patienten durch Geruch, taktile
> und paraorale Reize die Nahrungs- bzw. Flüssigkeitsappetenz gefördert werden.
> Bleibt der Patient trotz dieser Maßnahmen bei seiner strikten Nahrungsableh-
> nung und entfernt er sich zudem wiederholt artifizielle Zugänge, sollte ernsthaft
> von einer nonverbalen Willensäußerung und damit von einer Patientenentschei-
> dung gegen eine Sondenernährung ausgegangen werden."[1]

Über dieser Frage hat sich auch ein Workshop in der Akademie für Palliativmedizin, Palliativpflege und Hospizarbeit des Christopherus Hospiz
Vereins München Gedanken gemacht. Dort stellte sich z.B. folgende Frage:

Wie sind körpersprachliche Äußerungen des nicht entscheidungsfähigen
Patienten (z.B. Abwehrverhalten, Regression) einzuschätzen, und wie kann
man entscheiden, ob derartige "Stimmungen", die körpersprachlich vermit-
telt werden, nur vorübergehend, therapeutisch beeinflussbar oder irreversibel sind? Wie viel Zeit muss vorgehen, um hier Entscheidungen treffen zu
können?

Hierzu nahm Dr. Brigitta Stübben, Gerontopsychiaterin am Bezirkskran-
kenhaus Taufkirchen, in einem Referat Stellung. Sie sprach über die Bedeutung der Körpersprache und die Probleme dabei, solche Äußerungen für
Entscheidungen heranzuziehen. Sie warnte davor, körpersprachliche Äußerungen überzubewerten. Für aktuelle Situationen komme ihnen wohl Bedeutung zu, für grundsätzliche Entscheidungen seien sie aber wenig hilfreich.[2]

---

[1] *Kolb G;* Rechtliche und ethische Aspekte der Sondenernährung älterer Patienten
mit fortgeschrittener Demenz, 2001, S. 7-12
[2] vgl. *o.V.,* Lässt sich der mutmaßliche Wille nicht entscheidungsfähiger Patienten
ermitteln?, o.J., 8. Februar 2002

Dr. Albert Wettstein aus Zürich, welcher genau aufzeigt, wie eine solche Willensermittlung aussehen kann, kommt zu einer gegenteiligen Auffassung:

> „Auch wenn der Patient wegen seiner Demenz nicht mehr fähig ist, zu sprechen oder das Gesprochene zu verstehen, und auf die Stufe eines Kleinkindes oder gar Säuglings zurückgefallen ist, ist seine Willensäußerung bezüglich Trinken doch gültig. Denn zu trinken ist die lebensbejahende Lebensäußerung, zu der schon Säuglinge fähig sind. Entsprechend erscheint auch ein schwer Dementer berechtigt, diese Lebensbejahung zu verneinen. Ihm dazu die Urteilsfähigkeit abzusprechen, hat niemand das Recht."[3]

Er beschreibt auch, wie eine solche Ermittlung des Willens in der Praxis aussehen kann.

> „Immer wieder löffelweise zu trinken anbieten, eine gute Mundpflege mit der Beobachtung, ob nicht doch wieder Hinweise für Trinkverhalten bestehen, ist die dem Patientenwillen entsprechende notwendige und erlaubte Pflege. Zeigt der Patient plötzlich wieder Trinkverhalten, ist dies eine Aufforderung, wieder vermehrt zu trinken anzubieten. Stellt man dabei ein häufiges Verschlucken zum Beispiel wegen zu zähflüssigen Speichels fest, ist das eine Indikation, vorübergehend, bis er sich weiter erholt hat, eine subkutane Infusion zu verabreichen. Wehrt sich aber ein wieder zu Kräften gekommener Patient dagegen, gibt das keinen Rechtfertigungsgrund, ihn zu fesseln und mit Medikamenten zu sedieren, um ein Entfernen solcher künstlicher und zum Teil schmerzhafter technischer Vorrichtungen zu verhindern."[4]

Diese gemachten Aussagen basieren vor allem auf Erfahrungswerten, denn er schreibt:

> „Die in diesem Kapitel beschriebene Haltung (= die Weigerung zu essen und zu trinken bei fortgeschrittener Demenz) ist die seit einigen Jahren in den städtischen Krankenheimen in Zürich praktizierte. Sie wird von den Patienten, die sich äußern können, von Familienangehörigen, vom Pflegepersonal und den Ärzten gutgeheißen und entspricht – nach immer wieder gemachten Feststellungen – dem Willen der großen Mehrheit der Heimbewohner."[5]

---

[3] *Wettstein A.,* Senile Demenz, 1991, S. 226
[4] *Wettstein A.,* Senile Demenz, 1991, S .227
[5] *Wettstein A.,* Senile Demenz, 1991, S. 227-228

Eine schwere Entscheidung

Deutlich wurde, wie unterschiedlich und vielfältig die Ansichten in Bezug auf die künstliche Ernährung am Lebensende sind. Wer sich gegen eine PEG-Sonde entscheiden sollte, weil er der Meinung ist, dies würde dem Willen des Betroffenen entsprechen, dem kann man nach momentaner Rechtsprechung nur empfehlen, diese Entscheidung durch das zuständige Vormundschaftsgericht klären zu lassen, auch auf die Gefahr hin, dass dieses anders entscheidet.

Ob eine PEG gelegt werden soll oder nicht, dafür gibt es keine exakten Richtlinien. Jede dieser Entscheidungen ist letztendlich eine Ermessensfrage. Ob die Entscheidung, welche gefällt wird, sich letztlich als richtig oder als falsch erweist, sei dahingestellt. Sollte dieses Buch bei der persönlichen Entscheidungsfindung helfen, dann hätte es sein Ziel erreicht. Festzuhalten bleibt: Jede Lösung hinterlässt Zweifel, aber diese Zweifel wären die gleichen, wenn die andere Lösungsmöglichkeit gewählt worden wäre.

Entscheidungshilfe und Unterstützung kann eine der vielen Selbsthilfegruppen bieten, da sich dort Erfahrungen vieler Angehörige bündeln. Auch das Bundesministerium für Familie, Senioren, Frauen und Jugend hat ein eigenes Alzheimer-Telefon eingerichtet. Unter der Rufnummer 01803 / 17 10 17 (0,09 Euro/Min) antworten geschulte Mitarbeiterinnen auf Fragen zur Erkrankung und zu Hilfemöglichkeiten. Das Telefon ist besetzt von Montag bis Donnerstag 9.00 Uhr bis 18.00 Uhr und Freitag 9.00 Uhr bis 15.00 Uhr. Ratsuchende bleiben auf Wunsch anonym.[1]

An den Schluss seien die Gedanken von R.M. Rilke, versehen mit einem Kommentar von Prof. Dr. med. Günter Schlierf aus dem Bethanienkrankenhaus in Heidelberg, gestellt:

---

[1] *Bundesministerium für Familie, Senioren, Frauen und Jugend,* Bundesministerin Bergmann stellt Alzheimer-Telefon vor, 2002, 8. Februar

„O Herr, gib jedem seinen
eignen Tod. Das Sterben, das
aus jenem Leben geht, darin er
Liebe hatte, Sinn und Not
Denn wir sind nur die Scha-
le und das Blatt.
Der große Tod, den jeder in
sich hat, das ist die Frucht, um
die sich alles dreht. "

„Seinen eigenen Tod haben bedeutet auch, dass der Tod als endgültiger Ab-
schnitt eines Lebens zu diesem passen und es menschenwürdig vollenden soll.
So gibt es beim Umgang mit Menschen in der letzten Lebensphase keine allgemeinen und einfachen Regeln. Sich Fragen stellen und sich solche Fragen zu
stellen ist oft der Anfang adäquater Lösungen."[2]

Nachdenkliches

Nachdem ich begonnen hatte, mich mit dem Thema „Nahrungsverweigerung bei dementen Menschen" auseinander zu setzen, wusste ich noch nicht,
wie vielschichtig und kontrovers dieses behandelt werden kann. Ich hatte die
Vorstellung, es könnte eine Broschüre von ungefähr fünf bis zehn Seiten
werden. Je tiefer ich mich in die Materie einarbeitete, um so mehr bemerkte
ich, wie vielschichtig die Problematik eigentlich ist. Hier sind auf der einen
Seite die Betroffenen, auf der anderen Seite jene, die das Beste für sie wollen.

Ein Demenzkranker im Endstadium wird seit dem Kultroman „House of
God"[1] im Krankenhaus als *Gomer* bezeichnet. *Gomer* bedeutet „Get out of
my Emergency Room". Ein *Gomer* ist jemand, den keiner behandeln will,
weil er keine Erfolgserlebnisse für den behandelnden Arzt bringt und nur

[2] *Schlierf G.*, [Probleme mit Essen und Trinken am Lebensende], in: Fortschritte der
Medizin, 1999
[1] *Samuel S.*, House of God, 1998

Kosten verursacht. Also versucht man, ihn so schnell wie möglich wieder aus seiner Klinik zu entlassen. In den Pflegeheimen mangelt es oft an Personal, um sich die Zeit zu nehmen, wie sie die Betroffenen eigentlich benötigen.

Welche Maschinerie läuft nun ab, wenn also ein Demenzkranker die Nahrung mehr oder weniger explizit verweigert? Das Personal im Heim ist mit der Situation zunächst überfordert. Da gibt es die einen Pflegekräfte, die meinen: "Er muss eine PEG bekommen, man kann einen Menschen unmöglich verhungern und verdursten lassen." Da gibt es die anderen, die sagen: „Wenn er doch nicht mehr will, warum soll man einen Menschen zum Leben zwingen?" Vielleicht kommt es noch zu einer Diskussion, und man versucht, sich mit diesem Thema auseinander zu setzen, aber da nicht genügend Zeit vorhanden ist, wird beschlossen, ihn ins Krankenhaus zu verlegen. Keiner möchte natürlich die Verantwortung dafür übernehmen, wenn der Bewohner versterben sollte.

Im Krankenhaus angekommen, wird zuerst eine Anamnese erstellt und danach alles Nötige in die Wege geleitet, damit der Patient so schnell wie möglich wieder entlassen werden kann. Es wird überprüft, ob eine Betreuung vorhanden ist, wenn nein, so wird diese so schnell wie möglich eingeleitet. Es wird gleich ein Termin für die PEG-Anlage festgelegt, damit auch hier keine Zeitverzögerungen entstehen. Sollte er innerhalb von zwei Tagen nicht ausreichend essen, bekommt er seine PEG. Es folgt der Kostaufbau, er wird entlassen und alle sind zufrieden: die Pflegekräfte im Heim, da sie nun keine Angst mehr haben müssen, dass ihr Patient verhungert und verdurstet. Die Pflegekräfte und der Arzt im Krankenhaus, weil alles reibungslos verlief und sie sich wieder den interessanteren Patienten widmen können.

Natürlich gibt es auch noch andere Varianten, wie ein Demenzkranker zu seiner PEG kommt. Egal wie, der Demenzkranke hat eine Magensonde, und alle sind mehr oder weniger zufrieden. Aber ist auch der demenzkranke Mensch zufrieden? Was ist mit den Angehörigen, wie denken sie darüber? Diese Fragen kann eigentlich keiner der Beteiligten beantworten. Zumindest, so meint man, hat man die niedersten Grundbedürfnisse des Patienten befriedigt.

Es gibt aber noch mehr, die nun zufrieden sind: die Hersteller der Sondennahrung und Nahrungsergänzungsmittel, welche nun natürlich einen

Kunden mehr haben. Dies soll aber keine Abhandlung darüber werden, dass die Schuld die Industrie trage – auch sie wollen nur das Beste für ihre Kunden, und das ist nicht ironisch gemeint. Viele Produkte machen wirklich Sinn, nur werden sie oft viel zu spät eingesetzt, weil das Pflegepersonal für die Ernährungsproblematik bzw. die Verabreichung gesunder Ernährung nicht genügend ausgebildet ist. Wenn Bewohner, welche nicht mehr gut kauen können, zu so genannten „Puddingvegetariern" erzogen werden – früh Pudding, mittags Kartoffelbrei (Instant), abends Pudding –, so braucht man dem nicht mehr viel hinzuzufügen.

Mit der PEG kann aber nun auch die Industrie endlich ihre Produkte an den Mann/Frau bringen. Wissenschaftler können ihre Studien über Mangelernährung im Alter verbreiten und darauf hinweisen, wie wichtig doch der Vitaminbedarf im Alter sei. Hier werden Tabellen aufgeführt, welche Menge an Vitaminen benötigt werden, damit unser alter Mensch noch lange rüstig bleibt, und dies soll dann natürlich auch für den Demenzkranken gelten, welcher sich zwar in einer ständig weiter fortschreitenden Phase der Erkrankung befindet und dessen Gehirn diese Nährstoffe auch nicht mehr aufbauen können. Nun hat er ja eine Magensonde, und wir können ihm all die gesunde Astronautenkost verabreichen.

Der kritisch denkende Mensch stellt sich die Frage: Warum muss ein Mensch, der sich 80 Jahre lang so ernährt hat, wie er wollte, ohne Rücksicht auf den Vitamingehalt seiner Nahrung, so wie es vielleicht die meisten von uns tun, warum muss dieser Mensch, nachdem er nun darniederliegt als Pflegefall, keine Beziehung zu anderen Menschen mehr aufbauen kann, in einem Stadium des Vegetierens auf Biegen und Brechen gesund ernährt werden? Hier werden nun Vitaminpräparate, Aufbaukost usw. eingesetzt, damit er noch möglichst lange lebt.

Was ist also der Grund für dieses Vorgehen in der Pflege von Demenz-Kranken im Endstadium der Erkrankung? Einmal ist es die Unwissenheit. Diese Unwissenheit besteht aber nicht aufgrund des mangelnden Interesses an Fortbildungen zur Nahrungsverweigerung und Ernährung mit PEG, sondern sie kommt daher, dass es keine Studien hierzu gibt, vor allem nicht in Deutschland. Um dieses Thema wird anscheinend ein großer Bogen gemacht. Wahrscheinlich, weil es etwas mit Sterben zu tun hat, ein Grenzbereich, mit dem ein Schulmediziner schon von Natur aus seine Probleme hat.

Dies ist der nächste Grund, warum diese Problematik es uns so schwierig macht: der Tod. Dieses Thema wird immer in Verbindung gebracht mit Sterbehilfe. Hiermit haben gerade wir Deutschen – zu Recht! –unsere Probleme und Schuldgefühle. Der Begriff „Vernichtung unwerten Lebens" schwebt wie ein Damoklesschwert über uns. Unsere Schuldgefühle helfen dem Demenzkranken aber leider nur sehr wenig. Sie verhindern eine sachliche und von Beweisen geprägte Diskussion. Man versucht, durch das Legen einer Magensonde das Sterben hinauszuzögern, aber keiner weiß so recht, ob dies damit überhaupt gelingt. Also versuchen wir es mit aller Gewalt und vergessen dabei ganz den Menschen, welcher vielleicht etwas ganz anderes braucht in seinem noch verbleibenden Leben. Die Angst vor dem Sterben verhindert einen lebendigen Umgang mit dem Kranken. Vielleicht möchte er gar nicht, dass wir versuchen, ihm alle lebenswichtigen Vitamine zu verabreichen, sondern er möchte lieber noch einmal das schmecken, was er immer am liebsten gegessen hat, auch wenn es seinen „wissenschaftlich" festgelegten Grundumsatz an Kalorien nicht deckt. Vielleicht möchte er nicht in ein Krankenhaus verlegt werden, wo er dann einen Schlauch schlucken muss, damit man ihm eine Sonde durch seinen Bauch stoßen kann, sondern er möchte, dass jemand bei ihm ist, ihm Musik vorspielt, seine Hand hält und ihn auch einmal in den Arm nimmt.

Ich weiß nicht, was die richtige Entscheidung ist – PEG ja oder nein –, aber ich bin mir sicher, dass wir nicht immer im Sinne der Betroffenen handeln.

Literaturverzeichnis

Aldridge, D., Beiträge zur Musiktherapie in der Medizin, Huber, Bern, 1998

Alzheimer Europe (Hrsg.), Handbuch der Betreuung und Pflege von Alzheimer-Patienten, Georg Thieme Verlag, Stuttgart; New York, 1999

Arbeitsgruppe „Sterben und Tod" der Akademie für Ethik in der Medizin e.V., Patientenverfügung, Betreuungsverfügung, Vorsorgevollmacht, Eine Handreichung für Ärzte und Pflegende. o.V., Göttingen, 1998

Arends J., Ernährung in der Palliativphase – eine Kontraindikation?, In: Aulbert E. Klaschik E., Pichlmair H., (Hrsg.), Ernährung und Flüssigkeitssubstitution in der Palliativmedizin – Beiträge zur Palliativmedizin, Band 4. Schattauer, Stuttgart; New York, 2001, S. 14-23

Asplund K., et al., Das Saugverhalten zweier Patientinnen im Endstadium der Alzheimerischen Demenz, in: Pflege, 6. Jahrgang, Heft 2, 1993, S. 129-134

Athlin E., Norberg A., Einstellungen von Pflegenden und ihre Interpretation zum Verhalten von schwer dementen Patienten bei der Essens-Eingabe in einem Patientenzuteilungs-System, in: Pflege, 6. Jahrgang, Heft 1, 1993, S. 49-51

Beleites E., Sterbebegleitung, Wegweiser für ärztliches Handeln, in: Deutsches Ärzteblatt 95, Heft 39, A-2365

Böhm E., Alte verstehen: Grundlagen und Praxis der Pflegediagnose. Psychiatrie-Verlag, Bonn, 1991

Böhm E., Psychobiographisches Pflegemodell nach Böhm, Band 1: Grundlagen, Verlag Wilhelm Maudrich, 1999

Borker S., Essenreichen in der Pflege: eine empirische Studie, Ullstein Mosby GmbH, Berlin; Wiesbaden, 1996

Brunen M.H.; Herold E. E., Ambulante Pflege: Die Pflege Gesunder und Kranker in der Gemeinde, Band 1: Grundlagen, Pflegeanleitung, Pflegeberatung, Pflegeprozess, Ganzheitliche, integrative Pflege, Kommunikative Methoden. Schlütersche Verlagsanstalt, Hannover, 1995

Bundesministerium für Familie, Senioren, Frauen und Jugend, [Bundesministerin Bergmann stellt Alzheimer-Telefon vor, 2002], Hilfsangebot für Betroffene und Angehörige, http://www.bmfsfj.de/dokumente/Artikel/ix_66483_4893.htm., 8. Februar 2002

Corr D.M.; Corr C.A, Gerontologische Pflege, Herausforderung in einer alternden Gesellschaft, Verlag Hans Huber, Bern; Göttingen; Toronto; Seattle, 1992

Deutekom E., Ernährung als Pflegeproblem, Methodische Fragen für die Krankenpflege, in: Deutsche Krankenpflegezeitschrift, Heft 12, 1989, S. 800-804

Deutsche Alzheimer Gesellschaft, Informationsblatt 9, Das Betreuungsrecht, o.V., Berlin, 2000

Deutsche Hospiz Stiftung, Neun-Punkte-Katalog für menschliche Zuwendung statt Euthanasie, o.J., http://www.hospize.de/texte/katalog.htm. 8. Februar 2002

Deutsche Hospiz Stiftung, Stellungnahme der Deutschen Hospiz Stiftung zum zweiten Entwurf einer "Richtlinie der Bundesärztekammer zur ärztlichen Sterbebegleitung" vom 27. Juli. 1998, 1998, http://www.hospize.de/texte/richtlinie.htm., 8. Februar. 2002

Deutsche Hospiz Stiftung, [Texte können töten: Pläne des Bundesausschusses der Ärzte und Krankenkassen, 2001], Deutsche Hospiz Stiftung wehrt sich gegen Verhungernlassen von Schwerstkranken und Sterbenden, http://www.hospize.de/presse/pm07-01.htm#Anfang., 8. Februar 2002

Deutsches Institut für Ernährungsmedizin und Diätik, [Mangelernährung, o.J.], Mangelernährung bei Senioren, http://www.diet-aachen.de/default2.asp., 8.Februar.2002

Drenhaus-Wagner R., [Betreuung und Pflege Alzheimer-Kranken 1995], Desorientierung zur eigenen Person, http://www.alzheimer-forum.de/BuP/teil6.html., 2. Februar. 2002

Egidius U.,[Pflegekonzepte, 1997], Ausgewählte Behandlungsansätze in der Arbeit mit dementiell erkrankten alten Menschen aus sozialpädagogischer Perspektive, http://www.alzheimer-forum.de/3/1/6/UlrikeEgidius.html, 4. Februar 2002

Eyke G., [„Ich krieg nichts rein", 1990], Konflikte um Essen und Trinken sind oft Stellvertreter für Machtkämpfe im Altenheim, in: Altenpflege, Jahrg. 15, Heft 5, S. 279-281

Feil N., Ausbruch in die Menschenwürde, Validation - einfache Techniken, um Menschen mit Altersverwirrtheit/Demenz vom Typus Alzheimer zu helfen, Möckl, Augsburg, 1993

Feil N., Validation, 6. Auflage, Reinhardt, 2000

Feil N., Validation in Anwendung und Beispielen: der Umgang mit verwirrten alten Menschen. 2. Auflage, Reinhardt, München, 2000

Gesundheitsamt Bremen (Hrsg.), Ernährung und Alter – Seniorenernährung im Blickpunkt, 2., aktualis. Auflage, Scholz Druck & Verlag, Bremen, 2001

Grond E., Pflege Demenzkranker, Brigitte Kunz Verlag, Hagen, 1998

Hasan M., et al., Percutaneous Endoscopic Gastrostomy in Geriatric Patients: Attitudes of Health Care Professionals, in: Gerontology, 41, 1995, 326-331

Honneth J, Nehen H.G., PEG - effiziente Methode für die enterale Langzeiternährung, in: Geriatrie Praxis, Jahrgang 2, 1990, 10, 56-61

Ina Li, Feeding Tubes in Patients with Severe Dementia, in: American Academy of Family Physicians, http://www.aafp.org/afp/20020415/1605.html, 09.Juli 2002

Klinikum Kreis Herford, Leitlinie – Behandlung und Pflege dementiell erkrankter Menschen, o.V., o.J.

Knobling C., Konfliktsituationen im Altenheim, Eine Bewährungsprobe für das Pflegepersonal, Lambertus-Verlag, Freiburg im Breisgau, 1985

Kolb G., Dysphagie und Mangelernährung im Alter, in: EuroJGer Vol.3 (2001), S66-71

Kolb G., Rechtliche und ethische Aspekte der Sondenernährung älterer Patienten mit fortgeschrittener Demenz, EuroJGer, Vol. 3, No. 1,2001, S. 7-12

Kurz A., Verhaltensstörungen bei Demenz, Ein neues diagnostisches und therapeutisches Konzept?, in: Nervenarzt, Jg. 69, Nr. 3, 1998, S. 269-273

Jesper M., [Soziale und ethische Probleme in der Gerontologie, Hrsg.: Ev. Fachhochschule Darmstadt], Künstliche enterale Ernährung pflegebedürftiger Demenzkranker, Mabuse-Verlag, Frankfurt am Main, 2001

Juchli L., Pflege, Praxis und Theorie der Gesundheits- und Krankenpflege, 7., neubearb. Auflage, Georg Thieme Verlag, Stuttgart; New York, 1994

Lärm M., Schillhuber F, Gorlich C., Stationäre Versorgung von Alzheimer-patienten, Deutsche Alzheimer Gesellschaft (Hrsg.), 3. vollständig über-arb. Auflage, Meta Data, Berlin, 2001

Lewis L., Should Patients with Advanced Dementia Be Tube Fed?, amda (American Medical Directors Association), www.amda.com/caring/july2001/tubefed.htm, 03.Juli.2002

Mayer, K.; Baltes, P. (Hrsg.), Die Berliner Altersstudie, 2., korr. Auflage, Berlin, 1999

McCann R.M., Hall W.J., Groth-Juncker A., [Comfort care for terminally ill patients, 1994], The appropriate use of nutrition and hydration, in: J Am Med Ass, Heft 272, S 1263-1266

Meier S., [Patiententestament und Betreuungsverfügung, 2001], PEG-Sonde und Sterbehilfe, http://www.alzheimer-forum.de/2/14/5/PEG_ Sterbe-hilfe.html , 7. Februar 2002

Mück, H., [Angehörigenbroschüre, 2001], Wege aus der Ohnmacht, 150 hilf-reiche Sicht- und Vorgehensweisen für Betreuer Demenz-Kranker, http://www.alzheimer-forum.de/2/16/1/DemenzTips.html#15., 6. Feb-ruar 2002

Mück H., [Depressionen 2001], Alzheimer-Kranken aus der Depression hel-fen, Interview mit Dr. med. Martin Haupt, Oberarzt an der Psychiatri-schen Klinik der Heinrich-Heine-Universität Düsseldorf, Abt. Geron-topsychiatrie, http://www.alzheimer-forum.de/2/3/7/iakaddh.html., 1. Februar 2002

Mück H., [Basale Stimulation, 2001], Die Sinne erwecken: Basale Stimula-tion bei Demenz, http://www.alzheimerforum.de/3/1/6/10/bsbd.html., 6. Februar 2002

Mück, H., [Wie wirklich ist die Realität Demenz-Kranker, 1996], In Anleh-nung an einen Vortrag auf dem 1. Kongress der Bayerischen Alzheimer Gesellschaften, Erlangen 25.10.1996, http://www.alzheimer-forum.de/2/4/1/wwidrdk.html., 3. Februar 2002

Mück H., [Wissens- und Erfahrungsdatenbank, 2001], Mahlzeiten musika-lisch untermalen, H. Ragneskog et al.: Influence of dinner music on

food intake and symptoms common in dementia. Scand. J. Caring Sci.
1996 (10) 11-17, http://www.alzheimer-forum.de/2/3/2/mmu.html. 6.
Februar 2002

Müller-Hergl C., 2001, [Qualität in der stationären Versorgung Demenzer-
kranker (Dokumentation eines Workshops), Hrsg.: Bundesministerium
für Familie, Senioren, Frauen und Jugend], Wohlbefinden als Ausgangspunkt für Qualität – Dementia Care Mapping, Kohlhammer,
Stuttgart; Berlin; Köln, Schriftenreihe des Bundesministeriums für Familie, Senioren, Frauen und Jugend; Bd. 207.2

Norberg A., Hirschfeld M., [Ethische Entscheidungen im Zusammenhang
mit der Ernährung schwer dementer Patienten, 1995], Ein Vergleich
zwischen Israel und Schweden, in: Pflege, Band 8, Heft 1, S. 5-13

o.A., Tube feedings not always best option in severe dementia, in:
PersonalMD, www.personalmd.com/news/n0120063505.shtml, 2. Juli
2002

o.A., [Lässt sich der mutmaßliche Wille nicht entscheidungsfähiger Patien-
ten ermitteln?, o.J.], Workshop am 17. Februar in der Akademie für
Palliativmedizin, Palliativpflege und Hospizarbeit des Christopherus
Hospiz Vereins München, http://www.pflegethemen.de/tagung.html., 8.
Februar 2002

Oehmichen F., Künstliche Ernährung am Lebensende, Körner U. (Hrsg.),
Humanitas Verlag, Dortmund, 2001

Oerter R., Montada L., Entwicklungspsychologie, 4., korr. Auflage, Beltz
Psychologie Verlags Union, Weinheim, 1998, S. 1140

Opderbecke H., Weissauer W., [Grenzen der ärztlichen Behandlungspflicht
bei irreversibler Bewusstlosigkeit, 1996], zugleich ein Kommentar zum
Urteil des 1. Strafsenats des BGH vom 13. Sept. 1994 – 1 StR 357/94,
in: Anästhesiologie & Intensivmedizin 1996(1), S. 42-49

Pütz C., Müller S-D, Geriatrische Pflege. Klinische Ernährungsregimes bei
mangelernährten Senioren, in: Die Schwester/ Der Pfleger, 40 (2001),
Heft 10, S. 826-832

Radzey B., Heeg S., [Qualität in der stationären Versorgung Demenzerkrank-
ter (Dokumentation eines Workshops), Hrsg.: Bundesministerium für
Familie, Senioren, Frauen und Jugend], Demenzkranke in der stationären Versorgung: Versorgungskonzepte und „offene" Forschungsfragen,

Kohlhammer, Stuttgart; Berlin; Köln, 2001, Schriftenreihe des Bundesministeriums für Familie, Senioren, Frauen und Jugend; Bd. 207.2

Radzey, B.; Kuhn C.; Rauh J., [Qualitätsbeurteilung der institutionellen Versorgung und Betreuung dementiell Erkrankter (Literatur-Expertise), Hrsg.: Bundesministerium für Familie, Senioren, Frauen und Jugend], Kohlhammer, Stuttgart; Berlin; Köln, 2001, Schriftenreihe des Bundesministeriums für Familie, Senioren, Frauen und Jugend; Bd. 207.1

Rieger H.J., Zwangsernährung in der Altenpflege, Arztrecht in der Praxis, in: DMW, Jg. 118, Nr. 51/52, 1993, S.1908-1909

Roper N.; Logan W. W.; Tierney A. J., Die Elemente der Krankenpflege, Ein Pflegemodell, das auf einem Lebensmodell beruht. 4., überarb. Auflage, Recom-Verlag, Basel, 1993

Sandman P.O., Norberg A., Adolfsson R., [Studie der schwedischen Universität Umeå, 1994], Gespräche und Verhaltensweisen von fünf hospitalisierten Alzheimer-Patienten während der Mahlzeiten, in: Pflege, Band 7, Heft 4, S. 291-299

Samuel S., House of God, Gustav Fischer Verlag, Stuttgart, 1998

Schäffler A, Menche N., Pflege Konkret/ Innere Medizin, Pflege und Krankheitslehre. 2. Auflage, Gustav Fischer Verlag, Ulm; Stuttgart; Jena; Lübeck, 1997

Scheppach B, Moehrer C, Can H, et al., Enterale Ernährung von Demenzpatienten über PEG: Inzidenz und Patientencharakteristiken im Raum Ulm, Euro J Ger 1999; 1; 34 (Abstract)

Schlierf G., Probleme mit Essen und Trinken am Lebensende, in: Fortschritte der Medizin, 117 Jg. Nr. 11/1999, S. 75-78

Schmidt K-W., Verrel T. , Wer soll des Patienten Stimme sein, Zur aktuellen Verwirrung über das rechtliche Prozedere bei der Einstellung lebenserhaltender Maßnahmen, in: Der Anästhesist, 11/1999, Nr. 48, S. 842-844

Schwarz G., [Basiswissen Alzheimer Krankheit und Demenzerkrankung, 2002], Wissenswertes über die Alzheimer Krankheit und Demenzerkrankung, http://www.alzheimer-forum.de/1/2/1/wdakude.html., 30.Januar 2002

Supe V, Kröger C., Hartmann C., [Die Entwicklung eines Betreuungskonzeptes für dementiell erkrankte Bewohner, Caritasverband für die Diözese Münster e.V. (Hrsg.)], Ein Leitfaden für die stationäre Altenhilfe, o.V., 2002

Teigeler B., Ein stück Zuhause, in: Die Schwester/Der Pfleger, 41. Jahrgang, 08/02, 2002, S. 668

Toelle M., [Wissens- und Erfahrungsdatenbank, 2002], Trickkiste, Verweigerung der Nahrungsaufnahme, http://www.alzheimerforum.de/trickkst/tk1.html - Essen, 30. Januar 2002

Werner,H-J., Kongressbericht und –Notizen, Geriatrie an der Schwelle zum nächsten Jahrtausend, in: Deutsches Ärzteblatt 96, Heft 15 vom 16.4.99, S. A-993

Wetterling T., Neubauer H., Neubauer W., Gutachterliche Fragestellungen in der Gerontopsychiatrie, Wächtler C., u.a. (Hrsg.), Demenz, die Herausforderung, Ramin, Singen, 1996, S. 353-363

Wettstein A., Thesen zur Bedeutung der Flüssigkeitszufuhr bei Sterbenden und anderen Patienten, Grundsätze der Betreuung Sterbender im Heim, o.V., 2000

Wettstein A., Senile Demenz, Ursache – Diagnose – Therapie – Volkswirtschaftliche Konsequenzen, Verlag Hans Huber, Bern; Stuttgart; Toronto, 1991

Wettstein A., [Rationale Mittelallokation statt drohende Rationierung von erwünschten Leistungen für Betagte, 1999], Die Beispiel Neurorehabilitation und Behandlung Demenzkranker, http://www.stadtzuerich.ch/geriatrie/pdf/1_4_1_Rationale_Mitteallokation_Artikel.pdf, 6. Februar 2002

Woods B., u.a., [Reminiscence and Life Review with Persons with Dementia, o.J.], Which Way Forward?, in: Jones, G.M.M. & Miesen, B.M.L. (Hrsg.), Care-Giving in Dementia – Research and Applications. London: Routledge, S. 137-161

Thema Alter im Mabuse-Verlag

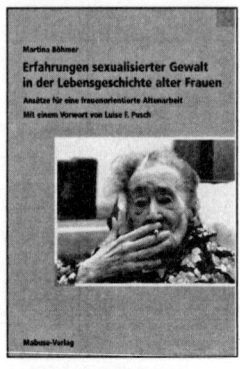
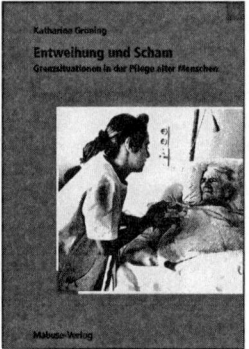
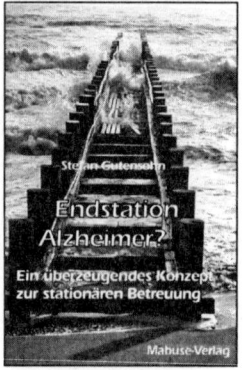
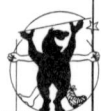